はじめに

活動時 超高血圧 でも、
睡眠時正常血圧であれば超長生き

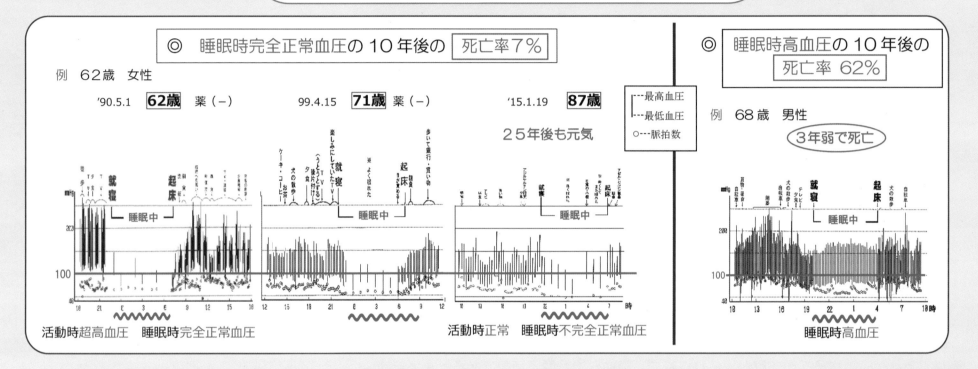

◎ 睡眠時完全正常血圧の10年後の 死亡率7%

例 62歳 女性

'90.5.1 **62歳** 薬（−）   99.4.15 **71歳** 薬（−）   '15.1.19 **87歳**

25年後も元気

活動時超高血圧 睡眠時完全正常血圧   活動時正常 睡眠時不完全正常血圧

◎ 睡眠時高血圧の10年後の 死亡率 62%

例 68歳 男性

3年弱で死亡

睡眠時高血圧

1)　今は血圧と言えば外来又は家庭血圧の、しかも最高血圧の統計的平均で良し悪しが論じられている時代です。しかし平均であれば長生きするという保証はありません。あくまでも平均であるにすぎないのです。

　医学界は統計的に最高血圧が135mmHg以上は高血圧、「高血圧＝悪い血圧＝減塩」と決めてかかっています。
　血圧は嬉しくて上昇している事もありますし、真剣に取り組んでいる時、危険を感じている時等は、当然血圧を高くしなければ体の各所に必要な血流量がすばやく確保出来ません。
　治療が確立してきている動脈硬化や動脈血栓による高血圧よりも、なんと言っても心配事が長期に渡って続く高血圧が重大であって一番多いのです。

　医学界は「何故、この血圧になっているのか」を考えていません。その各原因を除去するようにして治療しましょう。

1

２）　血圧というのは、ちょっとしたわずかな感情で大変大きく上下しますので、血圧計のマンシェットを装着した動作だけでも３０mmHg
　　くらいは上昇しています。世の中の方々の多くは、そのことすら理解、考慮せずに血圧を論じています。

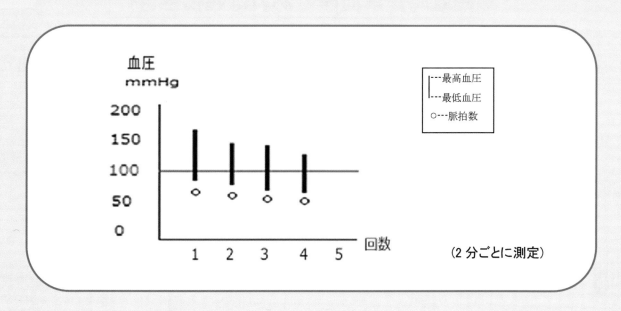

　　以上のように短時間で血圧は変化しているのに、医師が見ている診察室での１回の血圧測定を基準に統計を取って理論立てた現代医学は、
無謀であるといわざるを得ません。これに基づく高血圧治療は不適切であると言えます。
　　ですから、血圧は静かな部屋で４回以上測定し、測定者の心が一番落ち着いた時、即ち一番低い血圧・脈で判断するのが妥当であると考
えられます。

３）　人間ドック学会が高血圧学会より高めの適性血圧値を出しましたが、人は健診となると幾分緊張しますので、行き慣れた病院で測定する
　　よりも高めになるのは当たり前のことです。家庭血圧、病院血圧、健診血圧ではそれぞれ血圧は変化します。ですから、どちらの適性血圧
　　が正しいかということで最近のような論争になったことは、両者とも、血圧は単なるバイタルサインにすぎないということを理解していな
　　い証になったわけです。
　　したがって、医学界の血圧に対する考え方及び判断は根本的に誤っていると言わざるをえません。

4） 最も大事なことは日中の最高血圧の統計ではなく、子どもの頃のように睡眠中の血圧が適正に降下している日々が何年も続いている人は、良い睡眠がとれて長生きするという事実を理解することでしょう。

5） しかも腎機能が悪くない限り、人間の感情やストレスといった統計が取りにくいことがらのほうが、塩などよりはるかに血圧や寿命、またアレルギーにですら大きく影響すると私は言いたいのです。

6） そこで、血圧と脈の本質をかみ砕いてしっかり理解した上で、血圧というものはこのように解釈しなくてはならないというお話を実例を挙げて説明させて頂きます。
延べ1700人のABPM測定結果を基に、また約50年以上に及ぶ臨床経験を加えて述べてまいります。是非お読みいただいてから、ご意見いただきますことを期待しております。

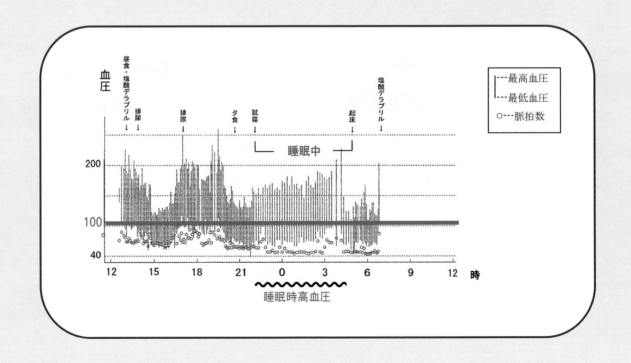

人生は、ストレスとの闘い

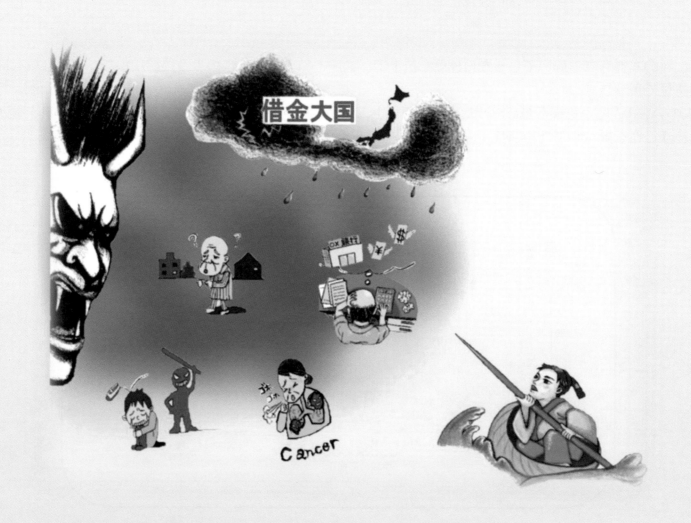

〈 目次 〉

A.

血圧は一日中こんなに変わっている

知っていましたか？

Ⅰ. 血圧は、どの子どもでも200mmHgを越す 時がある・・・ 知らなかったでしょう？

（1）症例　16歳　女性の1日

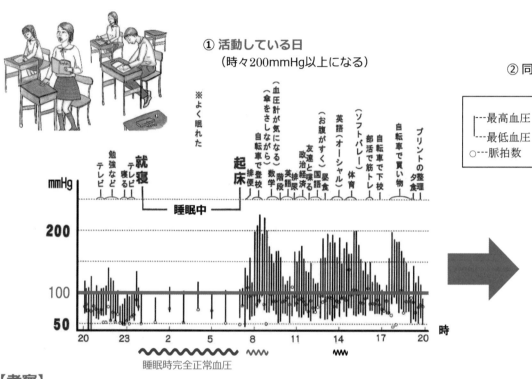

① 活動している日
（時々200mmHg以上になる）

② 同症例の、家で一日中寝転んでいる日

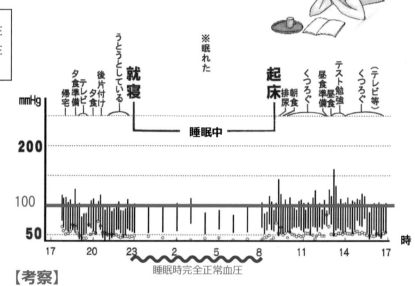

凡例：
--- 最高血圧
--- 最低血圧
○--- 脈拍数

睡眠中

睡眠時完全正常血圧

【考察】

※ 16歳の子でも、自転車に乗っている時は、200mmHg以上に上昇している。
（ 〰〰 の部分）

※ 立たされて、英語を読んでいる時は、180～200mmHg。（ 〰〰 の部分）

※ ところが睡眠中は最高血圧100mmHg前後、最低血圧は50～60mmHg台、
脈はその少し下。（重要）
・・・・・・・これが 睡眠時完全正常血圧

【考察】

※ 雨降りの休日で昼間も寝転んでゴロゴロしている時は、一日中
睡眠時血圧と同じに推移します。

※ 若者の睡眠中の最高血圧は100mmHg前後、最低血圧は50～60mmHg台、
脈はその少し下。　・・・・・・・・睡眠時完全正常血圧

①・②の結果、①の日中の高血圧は、"緊張ストレス曲線"と言える。

※ 活動時は考え事をしたり行動するために、酸素と糖を脳や筋肉の細胞に送る
血圧と心拍数がより多く必要であるいうことを示している。

12

【参考】　症例①　　普通の刺激（ストレス）を受けて緊張している時　　16歳　男性

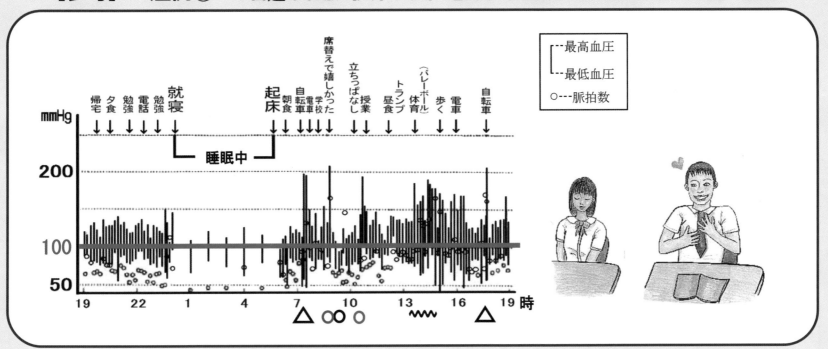

【考察】

※　席替えで、好きな女子の隣になって210mmHg（○の部分）。　　そのうちに居眠りして 90mmHg（○の部分）。
　　その後叱られ立たされ 190mmHg（○の部分）

※　バレーボールで 180mmHg／40mmHg（ 〰〰 の部分）。
　　登下校の為の自転車通学時 200mmHg／60mmHg（△の部分）。

【参考】 症例②

浪人生 －なんと模擬テスト時の方が血圧は下がっている－　　　20歳　男性

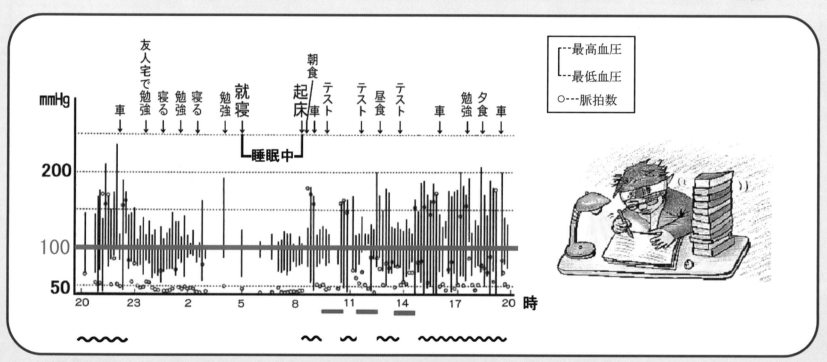

【考察】

※　模擬テスト中の方が、かえって心が落ち着いて血圧上昇がない。（ ━━ の部分）

※　その他の時間帯の方が、もっと勉強しなくてはならないという不安から高血圧(ストレス)が続いている。

　（ 〜〜〜 の部分）

II. 大人でも健康な人は、子どもの日内変動と何ら変わりない。　　症例　52歳　男性の1日

① 活動している日　　活動時高血圧

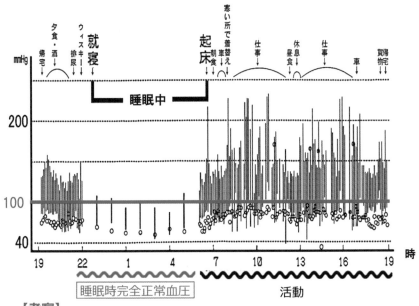

② 同症例の活動していない日　　活動時無変化血圧（睡眠時血圧と同じ）

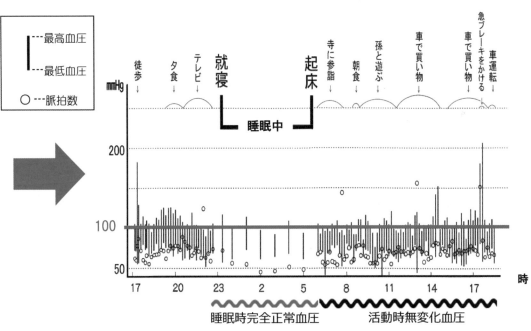

【考察】

〜〜 部、すなわち活動時高血圧は緊張や興奮（ストレス）で上昇。
ストレス・緊張によって、昇圧ホルモンが増加した結果、血圧上昇。
塩は関係ない。

★ 睡眠中は最高血圧100mmHg前後、最低血圧60mmHg台、脈はその
少し下。（ 〜〜 の部分）

> 1日の中で最も活動の少ない時の代謝を支える
> 　　　　　　　　　　　　最低血圧と脈圧と脈数の姿である。

（ 睡眠中、子どもさんと同じである ）

【考察】

★　休日は、家でゴロゴロしていれば、日中も睡眠時も血圧は上昇しない。
　　　　　　　　　（日中も寝ている時の酸素消費量と一緒ということ）

> 睡眠時正常血圧に変化が無い。すなわち、これが基本基礎代謝に必要な脈圧と
> 脈数と最低血圧の位置関係を示しているバイタルサインということになる。

〔 健康な人は、子どもさんと同じ日内変動 〕

【参考】① 排便時　　　症例　53歳　男性

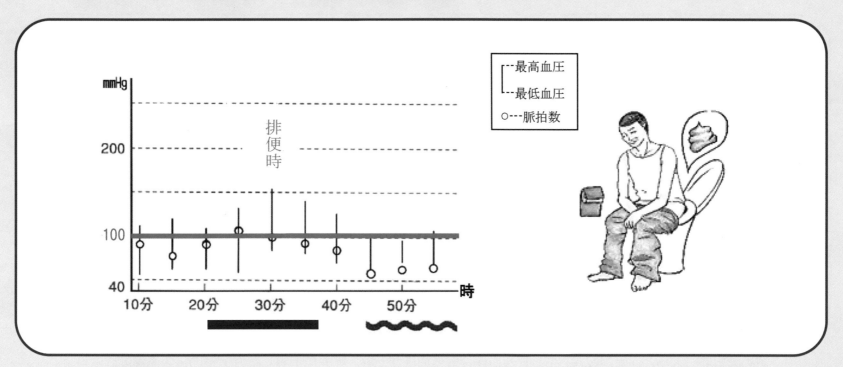

【考察】

※　排便で、血管緊張・心拍動量増加・脈拍増加。全身で力む。
　　（ ■■■■ 　　の部分）

※　排便後、アフタードロップがきて、血圧・脈が正常化。
　　（ 〜〜〜 　　の部分）

【参考】② 入浴時　　症例　53歳　男性

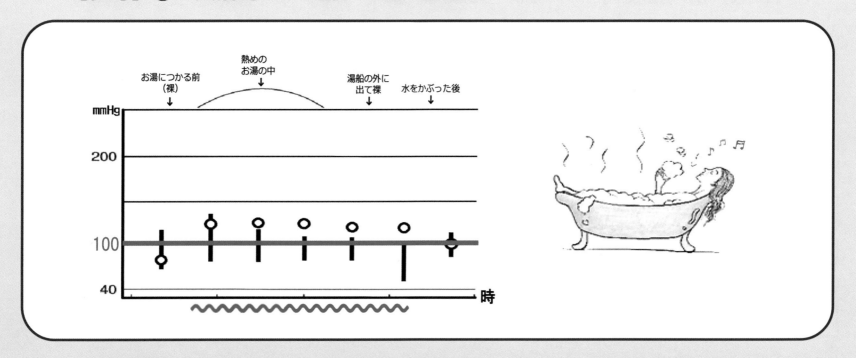

※　熱めのお湯に入ると血管が収縮して、最高血圧・最低血圧が上昇。脈も急上昇したが、その後入浴温度により血管が拡張。総血管容積が増加して血圧が下降するのを、カテコラミンを増やして心拍数を増加させ、血圧下降をくいとめて脳貧血を防いでいる姿がよく分かります。湯温の熱さで緊張して、初期は最低血圧が上昇しているが、やがて、下降している。

　　（相対的脱水　〜〜〜　の部分）
　　1回心拍動量は少なく、心拍数（脈数）で心拍出量を稼いでいる。

【参考】③　朝から血圧の低い社員ばかりでは会社は潰れる

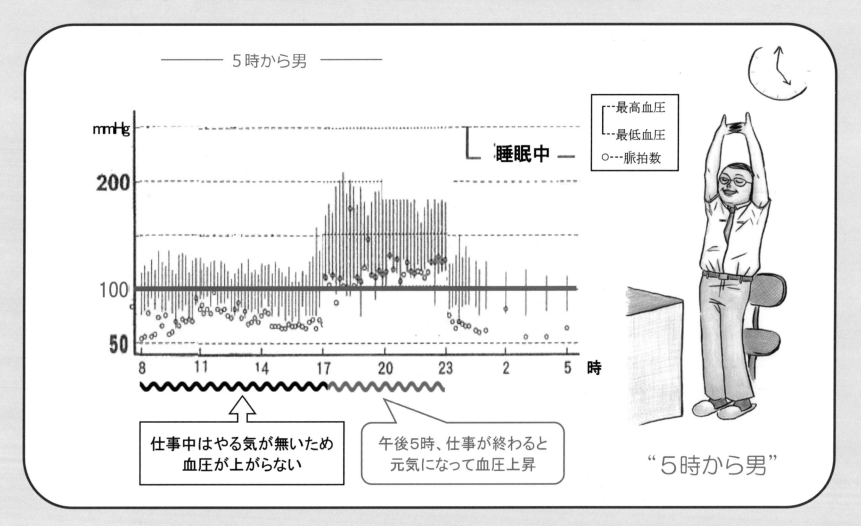

【参考】④　パチンコ高血圧　　症例　70歳　男性

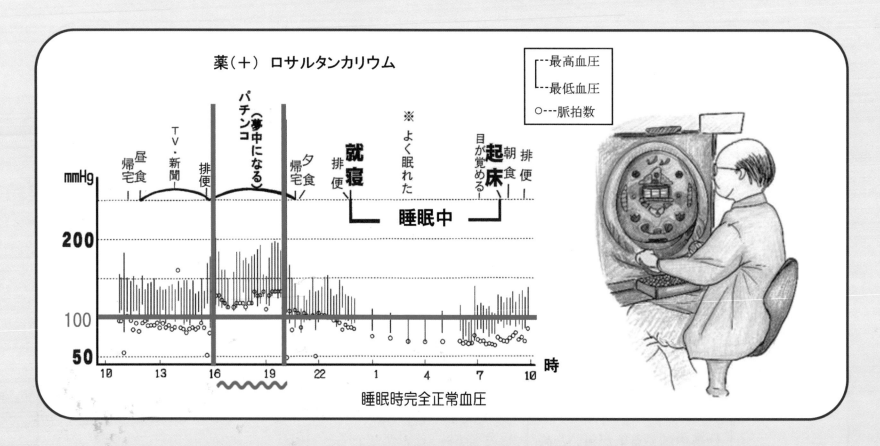

薬（＋）ロサルタンカリウム

最高血圧
最低血圧
○---脈拍数

昼帰宅食　ＴＶ・新聞　排便　パチンコ（夢中になる）　夕食帰宅　就寝　排便　※よく眠れた　睡眠中　起床目が覚める　朝食　排便

睡眠時完全正常血圧

※　ARB剤（ロサルタン）を服薬していても、活動時の高血圧は抑えきれない。（　〜〜〜〜　の部分）
　　（ただし、睡眠時は正常化している。この日はあまり負けなかったのでしょう。）

（まとめ）

① 一般的に血圧の見方は、まだなかなかよく理解されてはいません。

心臓は一日10万回も大動脈に血液を送り出していますが、その10万回とも脈圧および脈数と血圧は違っているのです。その時の頭・体の活動量や緊張度によって、酸素必要量等が変わるのですから当然です。

それを例えば、「自分の血圧はいつも 120 と 70 だ。」と思っておられる方がいますが、これはたいへんな誤りです。

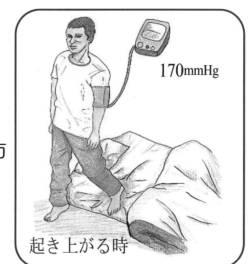

170mmHg

起き上がる時

② 脈圧（血圧）、脈数はあなたの頭と体の活動量によって常に変わっています。あなたの測った血圧は、あなたがどういう状態の時の血圧であったのかということが重要です（朝とか昼とか夕とかいった時間は関係がありません）。

一般的に家庭血圧と言いますが、どのような状態の時に測った血圧なのかで大きく意味が異なってきます。

③ 血圧はなぜ上がっているのか、また、脈はなぜ最低血圧（値）より多くなったのか、少なくなったのかを考えてみてください。血圧・脈圧・脈は全てバイタルサインですから、それには原因があります。必要に応じて変動しているのです。例えば数多くのABPMの結果から、以下のことが推測出来ます。

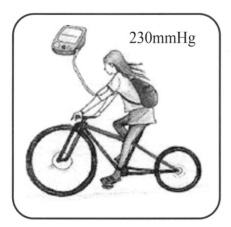

230mmHg

※ 一般的に血圧が低いと思われている方（上が100、下が70位の方）でも、道路を自転車で走っている時に後ろから車の音が聞こえると、とたんに最高血圧が240～250mmHgに跳ね上がります。

※ また、夢中になってテレビを見ている時は最高血圧は170mmHg程に上がりますが、面白くない眠くなるようなテレビを見ている時は、上の血圧が100mmHg程に落ちたりします。

※　さらにお金を計算している時などは、どなたでも脈圧と最高血圧は
　大きく上がります。

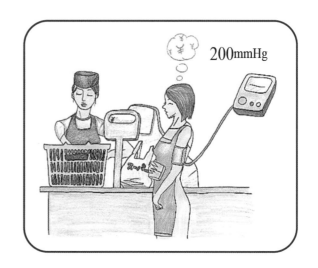

※　やはり人間も動物ですので、ご飯を食べる前などは少し興奮気味で、
　30mmHgほど上がり、食べ終わると、ホッとして下がります。

※　姑さんが嫁さんの作った御飯を食べる時は、170mmHg位に上がり
　ますよ。

※　また、排便時などカんでいる時はぐっと上がりますが、出てしまった後は血圧もストンと落ちます。
　このように、血圧は常に変わっているものなのです。

※　朝から血圧の低い社員ばかりの会社は潰れます。ものを考えたり、活発に活動していれば180〜
　200mmHgに上がります。

※　5時から男。ある公務員は午後5時の退社から元気が出て血圧が上がります。

> ★　血圧が常に変化しない人が異常です。
> ★　どういう状態の時の血圧であるかが重要なのです。

B.

血圧と脈数は

　活動中・睡眠中の体の表情である

　　　　　　　　　　　　（バイタルサイン）

　　その時、細胞に必要な
　　　　酸素と糖を送り出す圧と心拍数

Ⅰ． 血圧測定

　　血圧は静かな場所で必ず４回以上測定して、
その一番低い、心が落ち着いた時の値を基準にする
（緊張だけで30mmHg位は上昇）

● 世の中は1～2回測定しただけで統計をとっている。

● 脈数や最低血圧はあまり考慮していない。

76歳　男性　2分毎の血圧変化

1回目　158／81mmHg・脈68
2回目　140／74mmHg・脈66
3回目　134／64mmHg・脈61
4回目　121／62mmHg・脈60

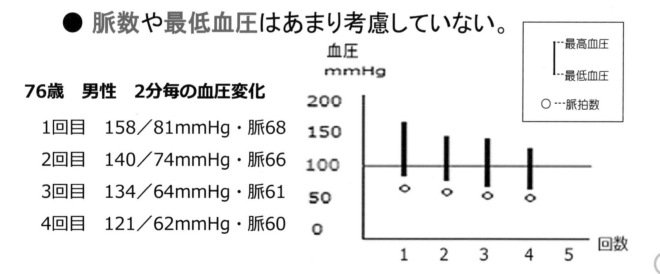

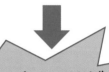

考察

○1～3回目は、なぜ４回目よりも血圧の値が高いのでしょう？

緊張(ストレス)がかかっているから

○４回目に下降したのはどんな理由でしょう？

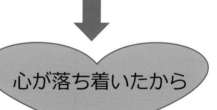

心が落ち着いたから

Ⅱ． 脈圧と脈数は<u>循環動態</u>を教えてくれる

（血管・心臓等を流れる血液の状態）

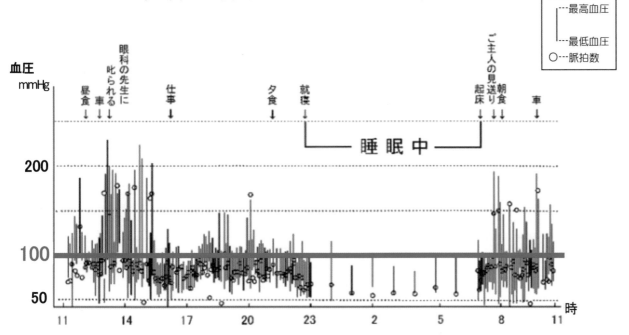

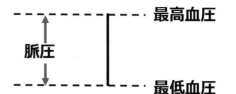

1. 脈圧 ≒ 興奮度・緊張度

（ストレス度）

1回心拍出量に ∝ （比例）

約30～200mmHg

2. 最高血圧 ＝ 最低血圧 ＋ 脈圧

（収縮期血圧） ・・・（単にそれだけのこと）

誰でもほぼ毎日200mmHgを超えることがある。
活動時は上下の変化が激しい。

このような最高血圧を基準にして投薬している現代は怖ろしい！

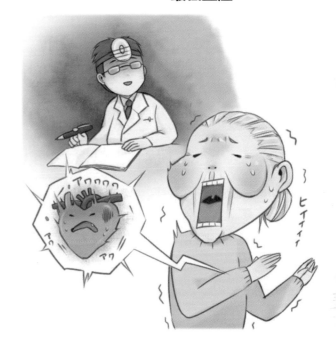

3. 最低血圧 ≒ 血管内充満度（血流抵抗度）

（拡張期血圧）

普通は65〜75mmHg

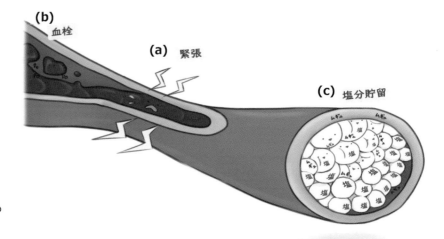

① (a)**緊張**・(b)**血栓**・(c)**塩分貯留**

                （a）・（b）・（c）　で、最低血圧が上昇。

                        外来で 76mmHg 以上。

② (d)**脱水**・(e)**拡張した血管**・(f)**心病変**

                （d）・（e）・（f）　で、最低血圧低下。

                       64mmHg 以下。

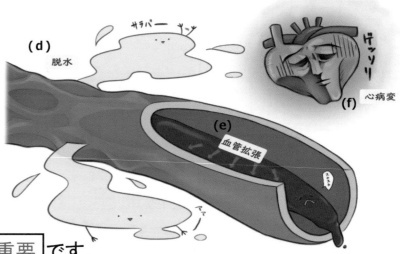

【考察】

    一般的な最低血圧の統計は

      ①も②も両方が混在しているので、

その統計は意味がないということになっています。

※　しかし、各人の 最低血圧に対する脈数の位置は大変重要 です。

最低血圧の方が最高血圧より、重要な意味があるのです。

4. 脈拍数 ≒ 脳酸素必要度

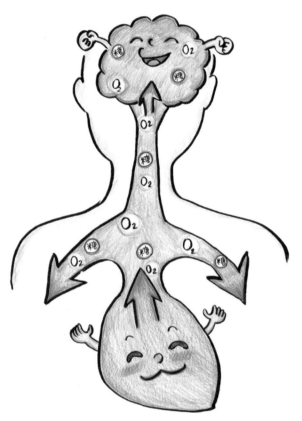

○　脳や体に充分な酸素供給が行われるように、細胞（特に脳）の酸素必要量に応じて脈圧（一回拍出量）の拍出回数を心拍数で加減しています。

　例えば、発熱して酸素需要量が増加した時は頻脈になるでしょう。

○　血圧が下がって脳貧血を起こしそうな時は、心拍数を増やして心拍出量を増やします。

　その結果、最低血圧よりも脈が多くなってきます。

5. 心拍出量の変化を判断

最高血圧 ＝ 最低血圧 ＋ 脈圧 （Pulse pressure）

脈圧 ∝ 1回心拍出量 （Stroke volume）

脈圧 × 脈数 ∝ 心拍出量 （Cardiac output）

○ 心拍出量の絶対値は分かりませんが、
心拍出量が増えたか、減ったかの変化は、
脈圧と脈数を眺めれば分かります。

最高血圧を眺めても分かりません。

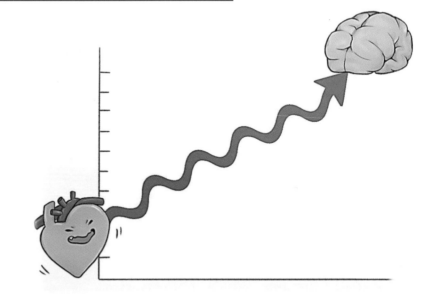

6. 早朝血圧 ≒ その日、その時の興奮度・元気度を示す

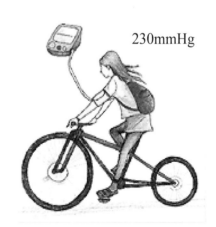
230mmHg

○　早朝高血圧が問題視されることがありますが、

朝起きて「あれをしよう、これをしよう」ともがけば、

誰でも高血圧になっています。 意欲ある人のサイン でもあるのです。

○　道路に出ている時や自転車に乗っている時はもっと上昇し、最高血圧は200mmHg以上になります。
早朝高血圧の場合は、後述のように、朝（午前中）に脱水が強くなるので、脳・心筋梗塞を起こす確
率（危険性）が非常に高くなります。60才以上の人は、梗塞の前兆として高血圧になっているとい
う可能性も考慮して下さい。

◎　ですがそのような病変のない人は、脱水には気を付けて血圧も朝から上昇させて大いに活動し、

活気ある毎日を送ってください。その方が長生きできます。

早朝血圧が低い人ばかりであれば活気がなく、会社も研究室も潰れ、社会も潰れてしまいます。

◎　もちろん、活気ある生活をしていて早朝高血圧の時でも
睡眠時は正常血圧になっていなければ、長生きはできません。

7. 睡眠時血圧 ≒ 脳の安心度：寿命が分かる

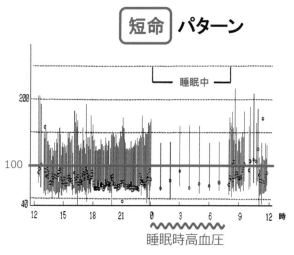

短命 パターン

睡眠時高血圧

（脳が興奮している）

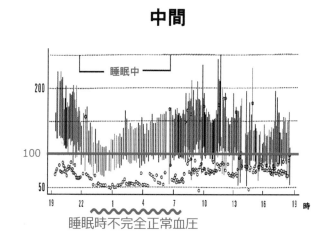

中間

睡眠時不完全正常血圧

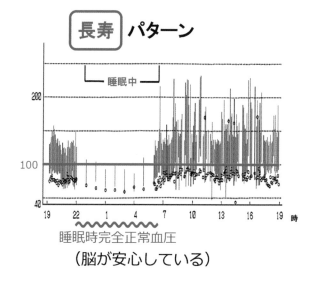

長寿 パターン

睡眠時完全正常血圧

（脳が安心している）

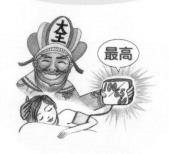

眠前血圧を**4**回測れ！
－あなたの寿命がわかる－

最高

※　睡眠時最高血圧が100mmHg前後、最低血圧が60mmHg台、脈拍数が最低血圧の少し下くらいにある人は、全くこのようにならない人に比べて、10年後の生存率が約9倍も高いのです。

※　普通睡眠時血圧が測定し難いので、まずは　眠前（睡眠直前）血圧　を代用して推測しましょう。

※　病院での最低血圧が 65〜75mmHg、脈数がその少し下なら合格。

Ⅲ．脈圧・最低血圧と脈数変化の位置が重要

1．感情、緊張、興奮（ストレス）によって起こる血圧変化
（昇圧ホルモン、カテコラミン（ノルアドレナリン・アドレナリン）、レニン等）

眠っている時

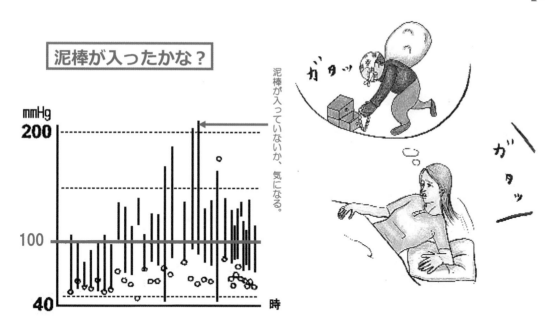

泥棒が入ったかな？

泥棒が入っていないか、気になる。

症例　75歳　男性

※　泥棒が入ったと思った緊張により、最低血圧が少しだけ上がり脈圧・最高血圧が非常に上がる。脈は増えない。

※　最低血圧が上昇しているので、心拍出量はさほど増加していない。

【考察】

　緊張した時は、細胞は酸素をより必要とします。脳は、瞬時にして脳・筋肉などに酸素が行き渡るように<u>ノルアドレナリンを多量に出して血管を収縮させて血圧・脈圧を急上昇させることで、全身の毛細血管の網目から、酸素とブドウ糖を各細胞に行き渡らせて身の危険に対処出来るようにします。</u>

【結論】
　脈圧・最高血圧は、緊張すると一瞬にして2倍程は上昇する。

2. 運動・活動時の血圧変化（緊張時変化）

症例　53歳　男性

① 慣れた運動をしている時

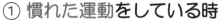

（ジョギング）

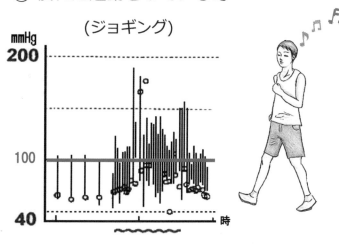

② 同症例の精一杯の運動をしている時

（走って階段を昇降…45段を10回）

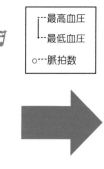

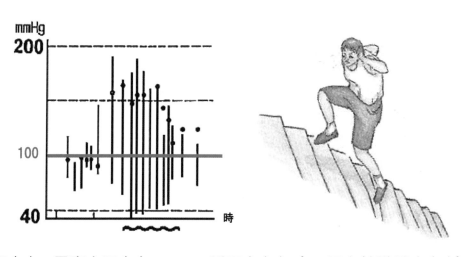

【考察】

※ 脈圧　∝　一回心拍出量

※ 脈圧拡大　一回心拍出量↑

※ 脈数増大　心拍出量↑

※ 脈圧↑　×　心拍数（脈数）↑

⇒　心拍出量↑↑

【考察】

※ 最低血圧↓↓　最高血圧↑↑　　→　脈圧↑↑↑（≒1回心拍動量↑↑↑）

※ 脈圧↑↑↑×心拍数↑↑↑≒　心拍出量↑↑↑

全力で心拍出を行っている姿をうかがい知ることができます。

　一回心拍動量を増やすだけでは酸素不足となりますので、心拍数も増加させ、分時心拍出量を急上昇させて、体の各所に酸素を送り込みます。

　しかもこの時は、アドレナリンが出て血管を拡張させ、最低血圧は下降し、脈圧は非常に増大し、血液を流れやすくしています。最大限に心拍出量を増加させている姿です。

　決して塩が血圧を上げている訳ではありません。緊張（興奮）が上げているのです。

自分を守るために血圧・脈は変化する

　脳細胞やその他の細胞が生きていくためには、常に血流によって酸素が送られていなければなりません。若い人でも2分くらい血流が止まれば永久に脳細胞は死滅してしまいます。

　血圧と脈は、体の各細胞が活動するために必要なブドウ糖と酸素を運び、尿毒素を除去するための血流の圧力です。特に、頭に酸素を送るために、必要に応じて圧を変え、脈数を変えて、血液流量をいろいろ変化させているのです。

心拍出量＝　（1回心拍出量　∝　脈圧）　×　脈数　　➡　　頭と体が活動に必要な酸素と糖を運ぶ

【参考】

（a）出血時　　　　　　　　脳細胞がO₂不足になると必ず脈数が増加する（ ）

① 子宮癌手術

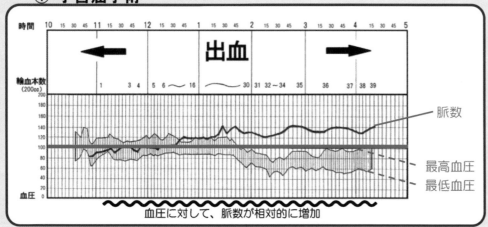

血圧に対して、脈数が相対的に増加

　血圧が下がって脳貧血を起こすのを、最大心拍数で力の限り防いでいる姿である。

② 若者の出血時の血圧（脈圧）と脈数の関係

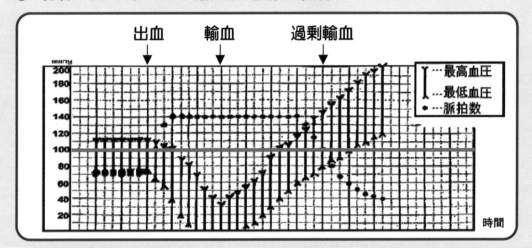

若者は、特に脈数を加減して
心拍出量を保とうとする。

③ 老人の出血時の血圧（脈圧）と脈数の関係

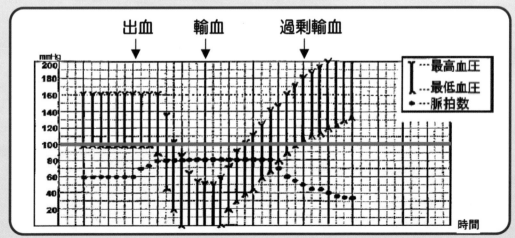

若者よりも、
脈数ではなく脈圧（1 回心拍動量）
で心拍出量を加減する。

（b）一回拍動量が増大した時の脈圧変化

（同一人物）

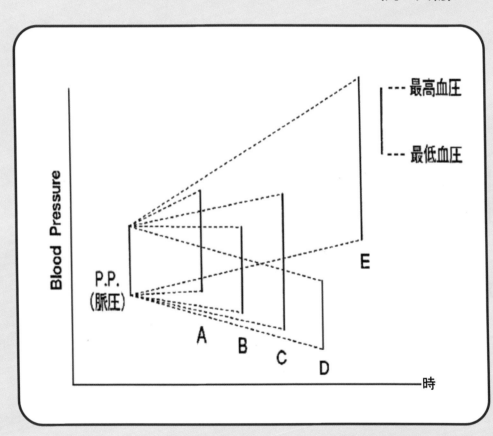

A：最低血圧が同じで最高血圧が上昇して脈
　圧が増大した場合

B：最低血圧が下降、最高血圧が同じで脈
　圧が増大した場合

C：最低血圧が下降、最高血圧が上昇して
　脈圧が増大した場合

D：脈圧幅は同じで最低・最高血圧ともに
　下降した場合

E：最低血圧の上昇より最高血圧の上昇が
　強くて脈圧幅が増大した場合

（c）一回拍動量が減少した時の脈圧変化

（同一人物）

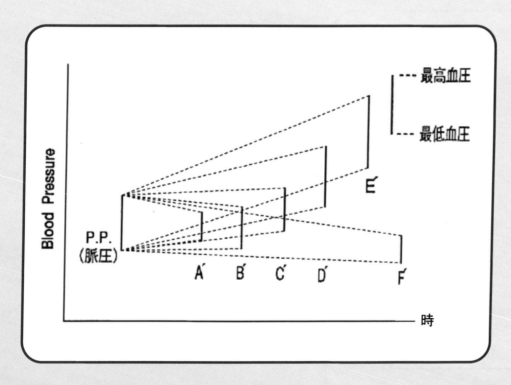

A´： 最低血圧が上昇、最高血圧が下降して脈圧幅が縮小した場合

B´： 最低血圧は同じで最高血圧が下降して脈圧幅が縮小した場合

C´： 最低血圧が上昇し、最高血圧が変わらずに脈圧幅が縮小した場合

D´： 脈圧幅が変わらずに最低・最高血圧ともに上昇した場合

E´： 最低血圧が上昇しても最高血圧が最低血圧の上昇よりそれほど大きく上らずに脈圧幅がそれほど増加しなかった場合

F´： 最低血圧は下降したが最高血圧の下がり方が大きくて脈圧幅が縮小した場合

（d）脈圧∝拍動量（Stroke Volume）は

最低血圧の位置を考慮する必要がある

同一心拍動量でも、最低血圧の位置によって脈圧が違う。

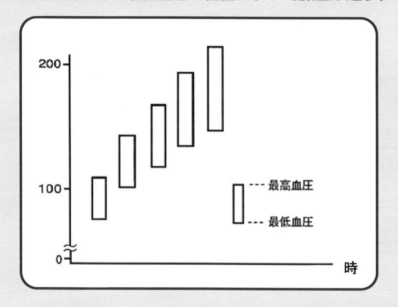

血管が緊張して、最低血圧が上昇してくると、
同じ拍動量でも、脈圧は拡大する。

（e）心拍数と脈圧、脈数の関係

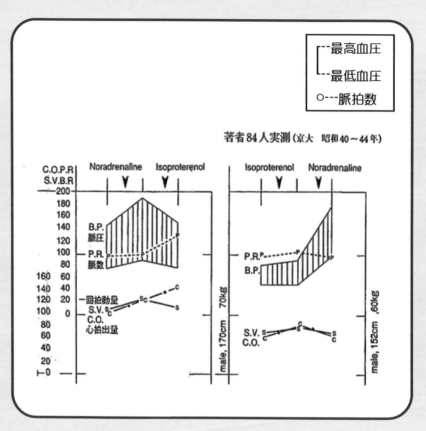

（f）脈数は7拍変われば、心拍出量は10%変わる

実測して、（b）～（e）のことを証明した。

C.
正常血圧とは

Ⅰ. 正常血圧とは・・・長生きできる血圧のこと

外来では、

最低血圧が 65〜75mmHg
脈数が最低血圧の少し下

眠前正常になる

睡眠時の

最低血圧が60mmHg台
脈数が最低血圧の少し下
最高血圧が100mmHg前後

になること

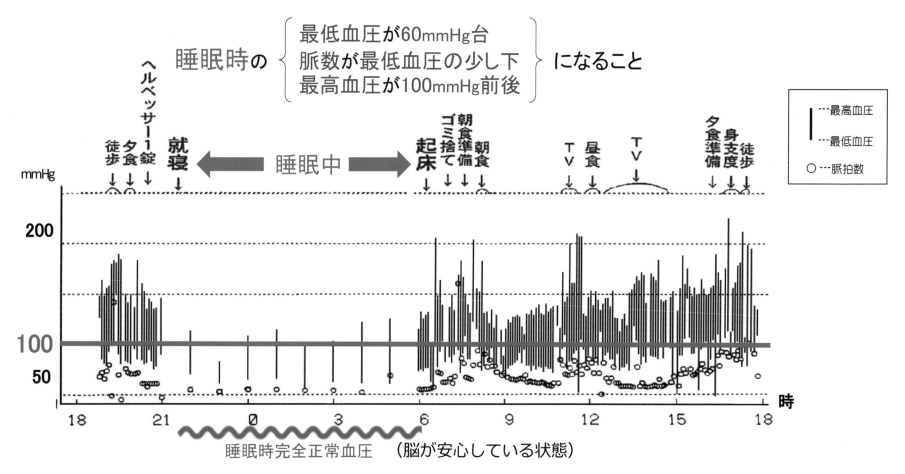

症例　76歳　女性（141cm　47kg）

○ Dipper型というのは　　 "活動時に対する落下度"の

(形だけ)を言っているのに対し、

◎ 私が申し上げる睡眠時正常血圧とは

| "活動時血圧には全く関係ない" | ということです。

睡眠時

最低血圧　　　60mmHg台
脈数　　　　　最低血圧の少し下か同じ　　　の (絶対値)です。
最高血圧　　　100mmHg前後

血圧は、| 基礎代謝(睡眠時)に必要な血圧と脈数を基本軸に |考えるべき

Ⅱ. 準正常血圧

昼寝時正常血圧型 → 夜間の睡眠時は立派な高血圧であるが、昼寝時は正常。

（心配事がある人のパターン）

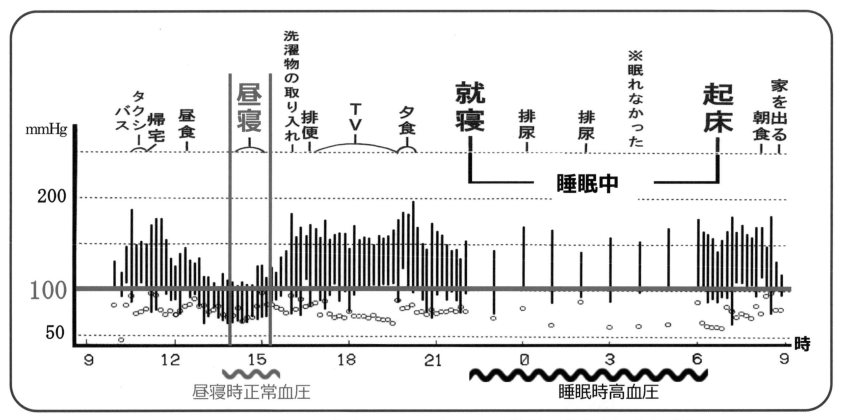

夜眠れない人は、ぜひ昼寝をして下さい。（認知症を防げます）

症例　73歳　女性（158cm　72kg）

D.
異常血圧とは

Ⅰ. 睡眠時高血圧----異常高血圧

1. 血管狭窄高血圧
2. 塩分過剰高血圧
3. 脊髄液還流障害高血圧

(1)正常高血圧
(2)臓器保護剤正常高血圧
(3)高度ストレス高血圧
(4)混合型高血圧
(5)血栓高血圧

睡眠時の
{
最低血圧が60mmHg台
脈数が最低血圧の少し下
最高血圧が100mmHg前後
}
に、いつもならない場合

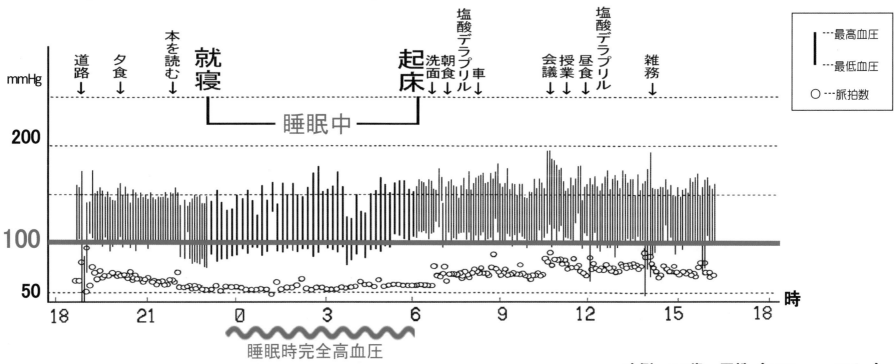

症例　54歳　男性（160cm　56kg）

Ⅱ．特殊高血圧

1．シルニジピン　カルシウム拮抗剤の一つ（N型L型チャネルブロッカー）　の副作用 − 反発性睡眠時高血圧
（脳は嫌がっている）

活動時に｜脈を増やさず｜血管拡張して、強引に降圧されたことによるストレスが睡眠時に不安感として残ることで、興奮して睡眠時高血圧になっている。

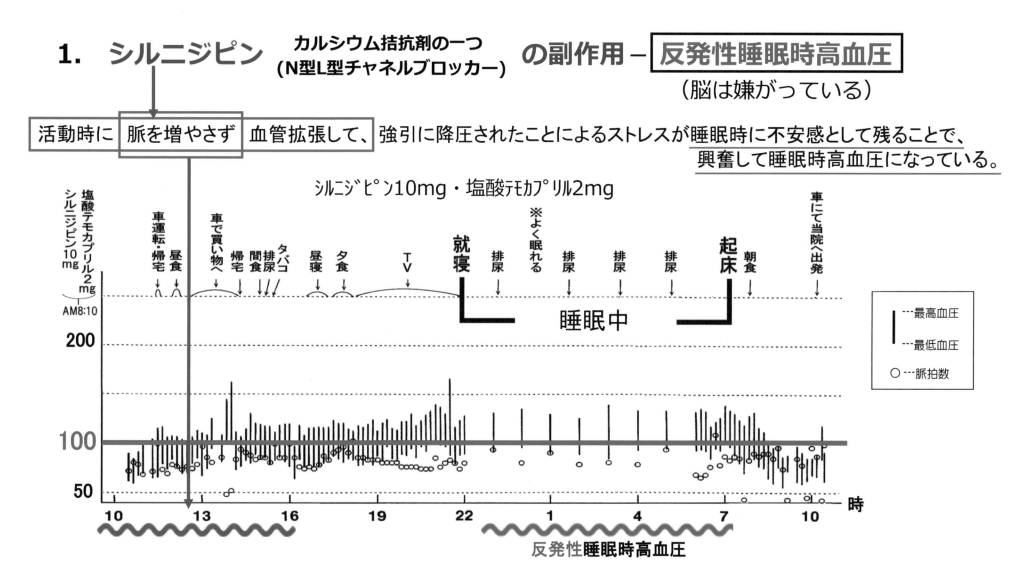

シルニジピン10mg・塩酸テモカプリル2mg

症例　71歳　男性（156cm　46kg）無職

2. 飲酒すると、 睡眠時高血圧

飲酒した日 ― 睡眠時正常血圧にはなりません。

（脳は飲酒を嫌がっている証拠）➡

※ シルニジピンやお酒に限らず、昼間嫌なことがあると睡眠中に高血圧になる。
睡眠時に高血圧になるのは、脳が心配事を感じているからです。

例： 風邪の初期は睡眠時高血圧。(眠りにくい)
しかし風邪が治ってくると良く眠れるようになり、睡眠時正常血圧になる。

(A)お酒を飲んだら、6〜7時間くらいは血圧は大変下がり、脈は増す!!

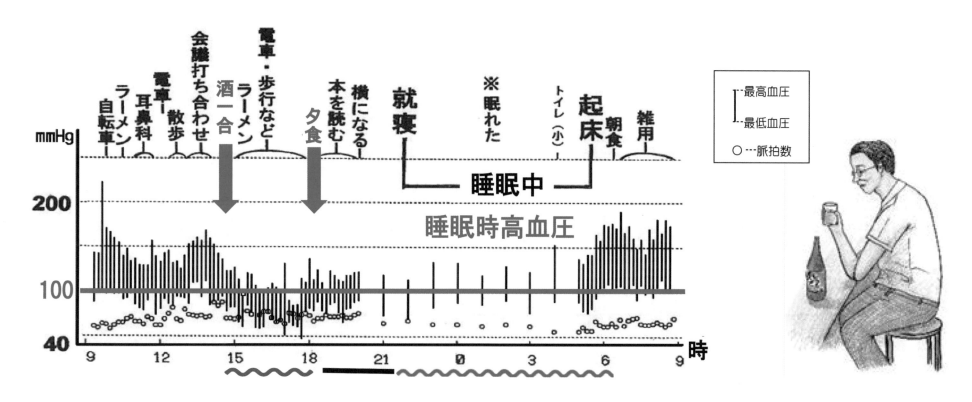

【考察】
※　飲酒後　〰〰〰　の部分は、脈が上がり、血圧が大変下がっているのが分かりますね。（4時間後）
　　これは、アルコールによって血管が開き、相対的脱水と低血圧がおこり、それを補う意味で脈数が増えているという事なのです。
※　4時間以後　━━━　の部分は、夕食によって水分が補われ、血圧・脈圧が少し回復してきています。
※　飲酒した日の 睡眠時は高血圧です。 （　〰〰〰　の部分）

症例　63歳　男性

(B)お酒を飲んでいるときでも、騒いでいるときは血圧上昇

症例　53歳　男性

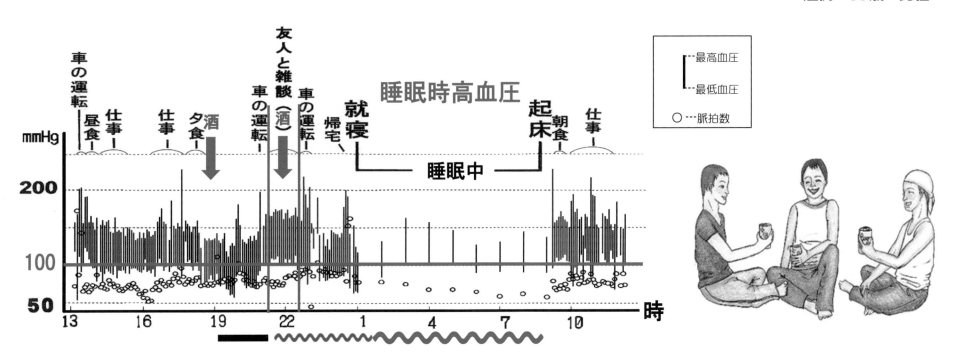

【考察】
※　少しお酒を飲んで血圧下降。（　━━━　の部分）

※ お酒を飲んでいる時でも興奮して会話している時、血圧上昇。（　〰〰〰　の部分）

　興奮さめやらぬ 睡眠時高血圧 。（　〰〰〰　の部分）

※　 飲酒日は睡眠時完全正常血圧にはなりません。 　従って、 飲酒した晩は健康的な睡眠が出来ていない ということです。

※ ただし、お酒は1ヶ月に1〜3回位飲む方が全く飲まない人より長生き。（ハーバード大学調査）

E.
高血圧症

高血圧分類

I. 血管狭窄高血圧

   1. 正常高血圧 ・・・・・・・・・・ 活動時高血圧であるが、睡眠時正常血圧。

   2. 臓器保護剤正常化高血圧 ・・・ 活動時だけでなく睡眠時も高血圧であるが、
                       臓器保護剤で正常化する。

   3. 高度ストレス高血圧 ・・・・・ どの薬剤でも正常化出来ないストレス高血圧。
                       （血管内プラークがない）

   4. 混合型高血圧 ・・・・・・・・ 血管内にプラークが有り、ストレスもある。

   5. 血栓高血圧 ・・・・・・・・・ ストレスはほとんど感じていないが、血管内
                       プラークがあり、24時間無変化の高血圧。

II. 塩分過剰高血圧

III. 脊髄液還流障害高血圧

Ⅰ. 血管狭窄高血圧

1. 正常高血圧（寒冷高血圧含む）　　　活動時高血圧であるが、睡眠時は正常血圧

活動時超高血圧でも、睡眠時正常血圧であれば超長生き

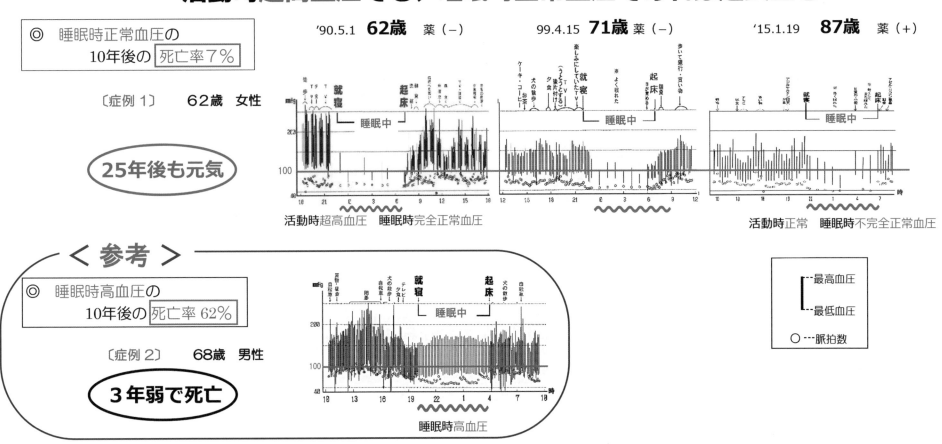

◎ 睡眠時正常血圧の
10年後の 死亡率7%

〔症例1〕　62歳　女性

25年後も元気

'90.5.1 **62歳** 薬（−）

99.4.15 **71歳** 薬（−）

'15.1.19 **87歳** 薬（＋）

活動時超高血圧　睡眠時完全正常血圧

活動時正常　睡眠時不完全正常血圧

＜参考＞

◎ 睡眠時高血圧の
10年後の 死亡率62%

〔症例2〕　68歳　男性

3年弱で死亡

睡眠時高血圧

最高血圧
最低血圧
○…脈拍数

〔症例3〕　52歳　男性　薬（−）

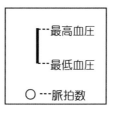

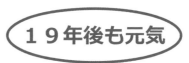

１９年後も元気

98.11.25　**71歳** 薬（−）

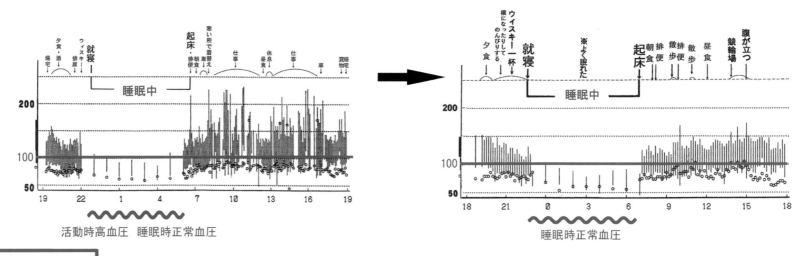

（まとめ）

○　睡眠時に完全正常血圧であれば、活動時に超高血圧であっても服薬は必要ない。

○　しいて服用するとすれば、臓器保護剤のみで良い。

カルシウム拮抗剤の服用は睡眠時高血圧になり、逆効果になる。

2．臓器保護剤正常化ストレス高血圧

定義

A

昼間の心配事が睡眠時まで続いていて、
睡眠時正常血圧にならない。

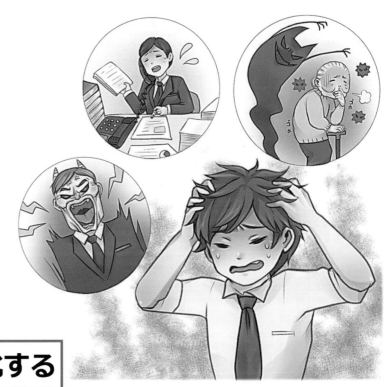

B

睡眠時高血圧であるが、臓器保護剤で正常化する

〈症例 1〉　62歳　男性（155cm　51kg）

昼間ストレスが睡眠時高血圧として残っていても、臓器保護剤(ACE阻害剤・ARB剤)で夜間睡眠時血圧が正常になる場合。

各臓器に対する緊張・ストレスを和らげることで結果的に血圧を下降させるが、下がり過ぎることは起こらない。

同症例で臓器保護剤を服用後、睡眠時正常血圧

臓器保護剤の服用(ストレスを臓器に与えない作用)により、

※　睡眠時、血圧が下がり、脈数が最低血圧より下がって正常血圧。

※　よく眠れて、元気になった。

ACE阻害剤・ARB剤は睡眠中に下降しすぎることは起きない。
しかし限界があって、多量に使ってもストレスが強いと下降しきれない。

※　活動時も血圧が下がっていて、服薬しない日よりも、落ち着いて仕事が出来ていると思われる。

※　したがってこの高血圧は、緊張やストレスによって上昇していたと結論できる。

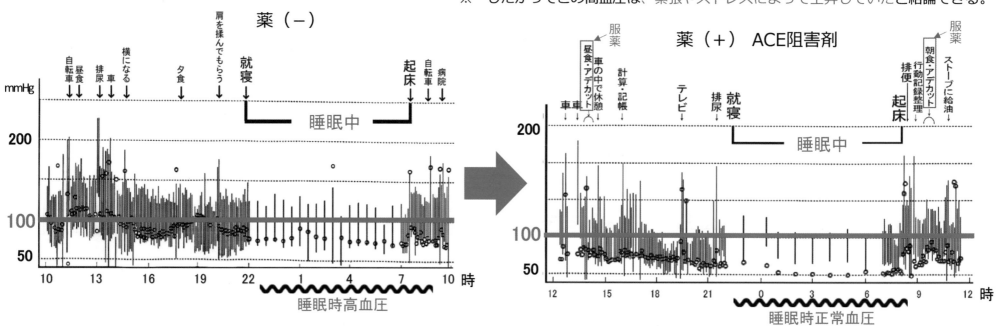

〈症例 2〉 この症例は重症の高血圧者なのか？ ⟶ ACE阻害剤が有効 ⟶ この高血圧は ストレスによるもの と思われる。

〈2〉症例　57歳　男性

薬（＋）

薬（−）

塩酸デラプリル30mg（分×2）　　（ACE阻害剤）

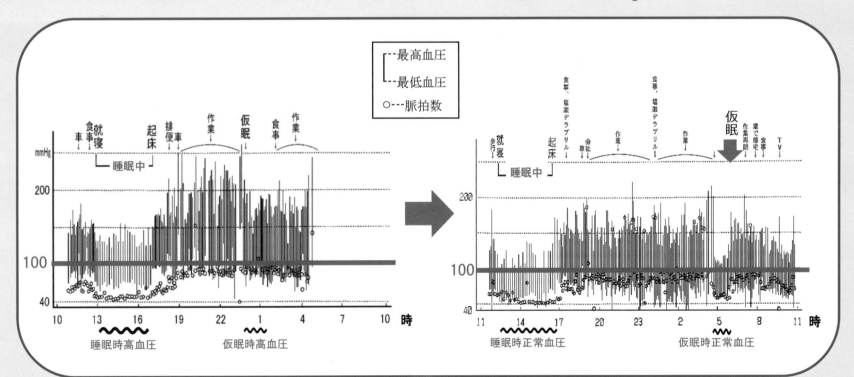

3. 高度ストレス高血圧

臓器保護剤を使っても、１日中血圧が下がらない。
（※ストレスの原因が除去された時から正常化する。）

〈症例 1〉　74歳女性

a. 家業が倒産した時
・・・睡眠中も、血圧が200／90mmHg

日が変わっても、睡眠中強度高血圧

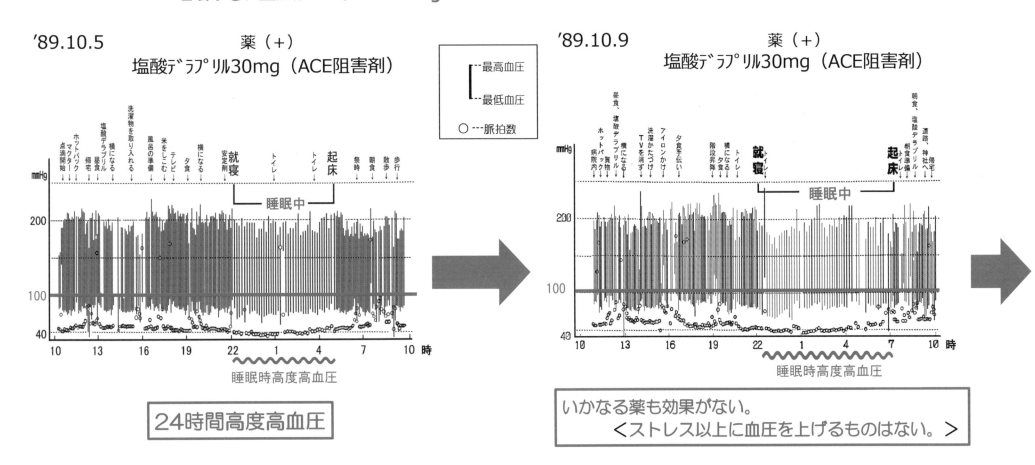

'89.10.5　薬（＋）
塩酸デラプリル30mg（ACE阻害剤）

'89.10.9　薬（＋）
塩酸デラプリル30mg（ACE阻害剤）

睡眠時高度高血圧

24時間高度高血圧

いかなる薬も効果がない。
　　＜ストレス以上に血圧を上げるものはない。＞

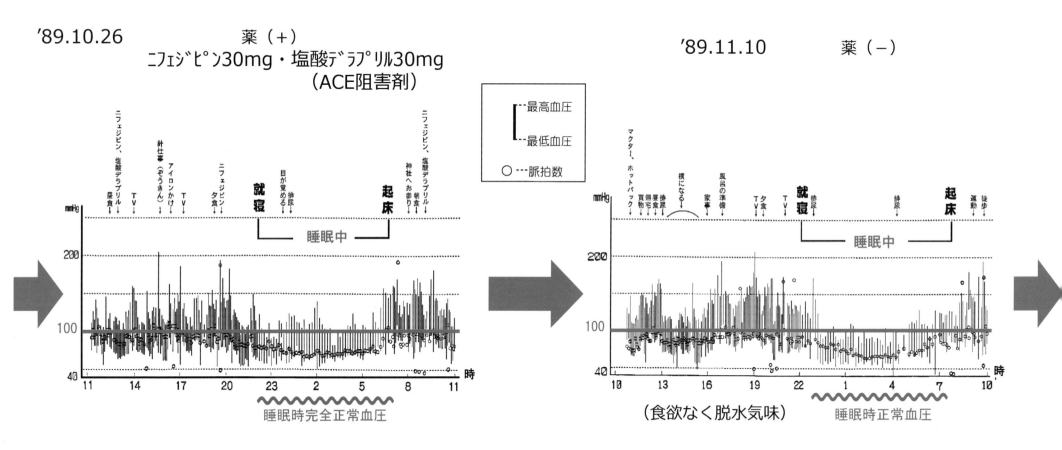

息子さんが就職できた時
（ストレスがとれて昼夜正常血圧）
・・・睡眠時、血圧が100／60mmHgに下降し正常化

薬はいらなくなった

'89.10.26　　　　　薬（＋）
ニフェジピン30mg・塩酸デラプリル30mg
（ACE阻害剤）

'89.11.10　　　　　薬（－）

寒さが襲来した時（強いストレス）

寒冷高血圧　　　　　　　睡眠時正常血圧
（昼間）　　　　　　　　（布団の中は暖かい）

'89.12.11　　　　　　　　薬（−）

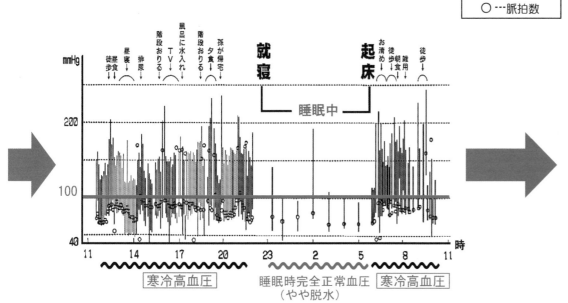

※　日中は寒さで高血圧（〜〜〜〜の部分）
※　睡眠時は暖かい布団の中で正常に。
　　　　　　　血圧は100／50mmHgに下降。

寒冷高血圧はACE阻害剤で緩和

活動時血圧を下降させる
（　〜〜〜〜の部分）

'89.12.27　　　　　　薬（＋）
塩酸デラプリル30mg（ACE阻害剤）

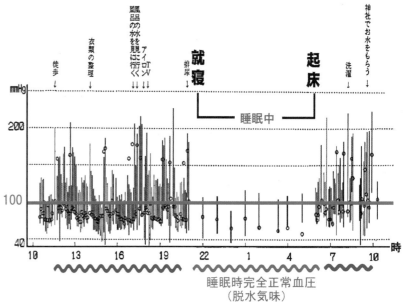

※　グラフのように、ACE阻害剤・ARB剤などの
臓器保護剤は活動中の血圧を下降させるが、
正常な睡眠時血圧は変化させない。

高度ストレス高血圧をまとめてみると （極めて貴重な症例）

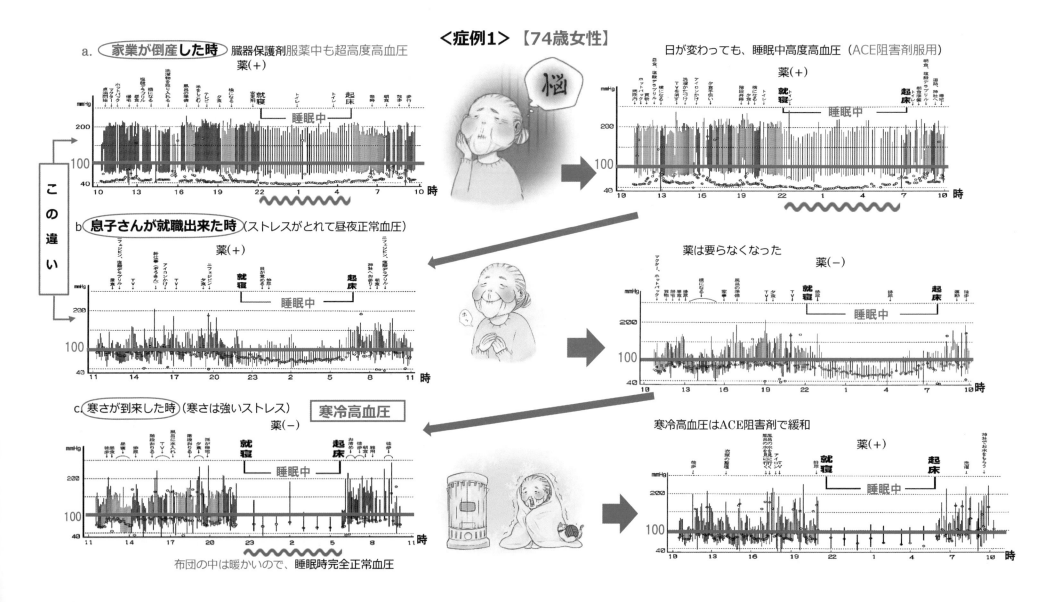

〈症例 2〉 時過ぎれば正常化となる強度高血圧

症例　73歳　女性　　　　遺産相続高度高血圧

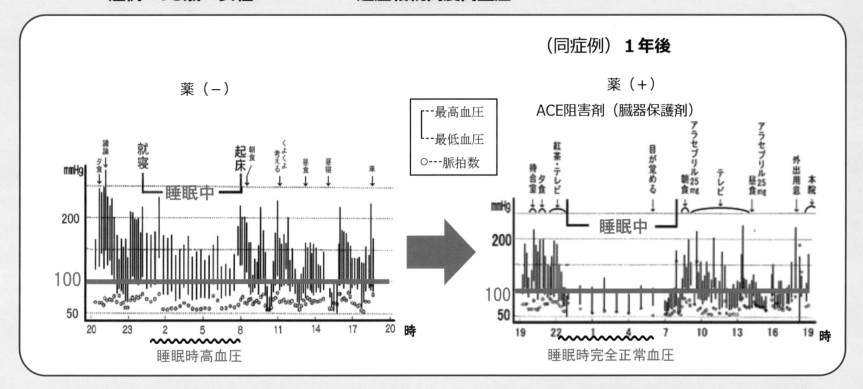

薬（−）

（同症例）**1年後**

薬（＋）

ACE阻害剤（臓器保護剤）

- - -最高血圧
- - -最低血圧
○- - -脈拍数

睡眠時高血圧

睡眠時完全正常血圧

※　相続論議をしていると、睡眠時高血圧。日中高度
　　高血圧となり、翌日思い出してまた血圧上昇。疲れて
　　うとうとすると血圧下降。
　　また思い出して、上昇を繰り返す。

※　脈数はあまり増えない

※　睡眠時下降しない血圧の人が、緊張やストレスを
　　和らげて臓器に伝えるACE阻害剤、ARB剤服薬
　　で、睡眠時正常化する血圧になり得る血圧日内変動
　　は、感情による緊張型高血圧と言えます。

４．混合型超高度高血圧　――　〈1〉やはり高度ストレスが潜在していた ――

(極めて貴重な症例)

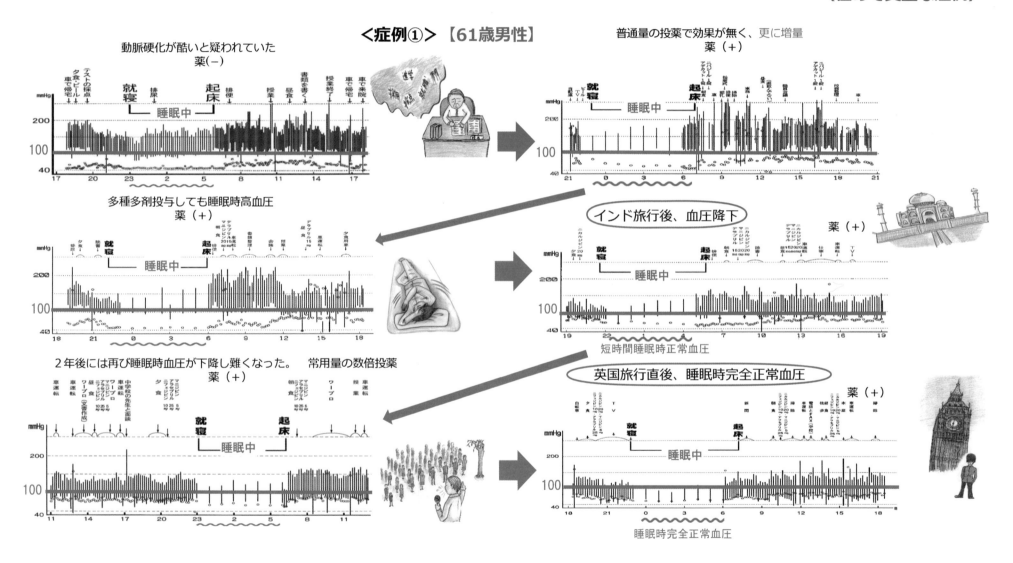

<症例①>【61歳男性】

動脈硬化が酷いと疑われていた
薬(－)

普通量の投薬で効果が無く、更に増量
薬(＋)

多種多剤投与しても睡眠時高血圧
薬(＋)

インド旅行後、血圧降下
薬(＋)

短時間睡眠時正常血圧

２年後には再び睡眠時血圧が下降し難くなった。　常用量の数倍投薬
薬(＋)

英国旅行直後、睡眠時完全正常血圧
薬(＋)

睡眠時完全正常血圧

〈2〉長期高度ストレス高血圧　・・・経理にケリがつかねば型

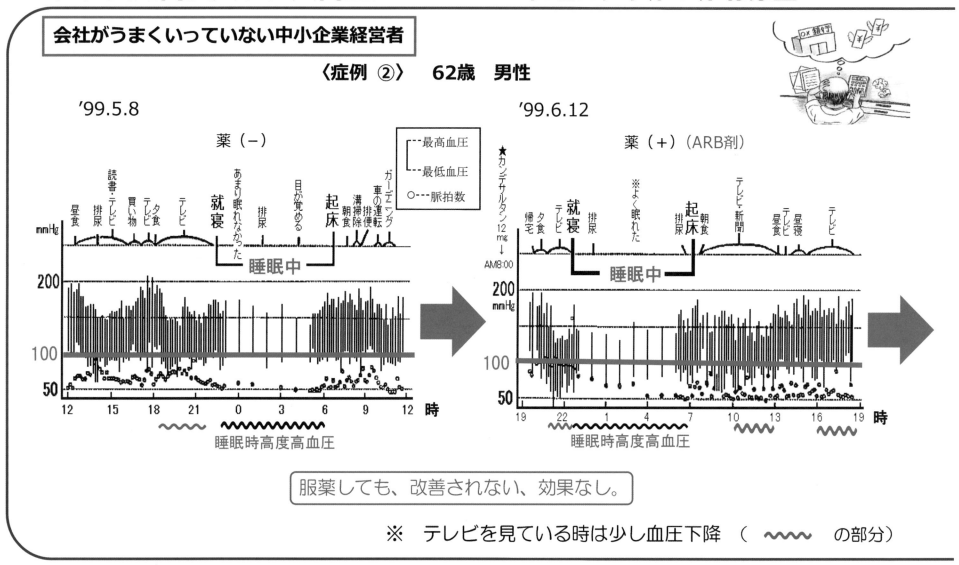

会社がうまくいっていない中小企業経営者

〈症例 ②〉　62歳　男性

服薬しても、改善されない、効果なし。

※　テレビを見ている時は少し血圧下降 （　〜〜〜　の部分）

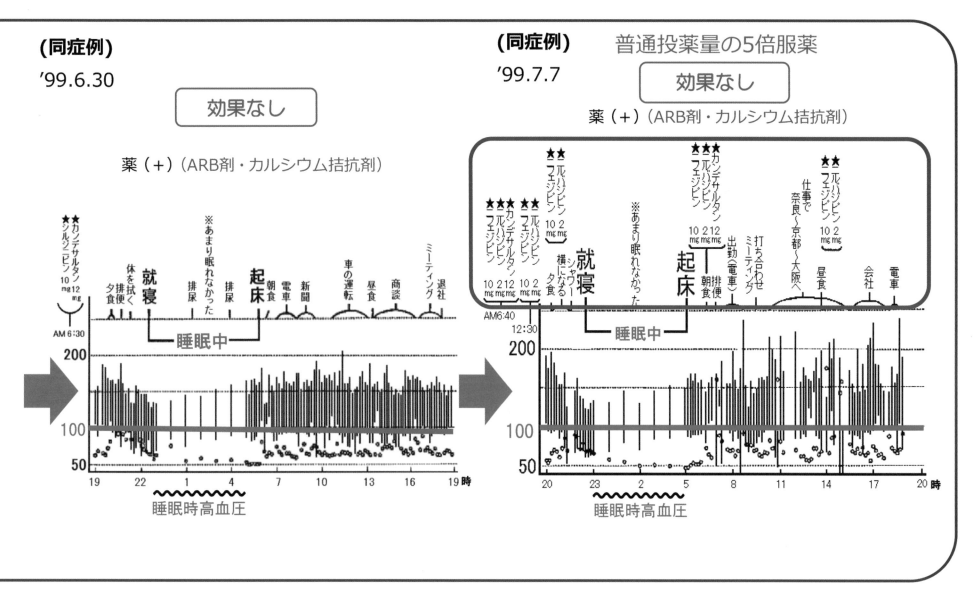

◎ どのように投薬しても睡眠時血圧は正常化しない。
ストレスとはそういうものである。

ストレスが強く、ARB受容体拮抗剤・Ca拮抗剤の多量投与でも効果が少ない例。

〈症例 ③〉 息子さんがリストラ退職して、毎日家にいる。　　　症例　79歳　女性

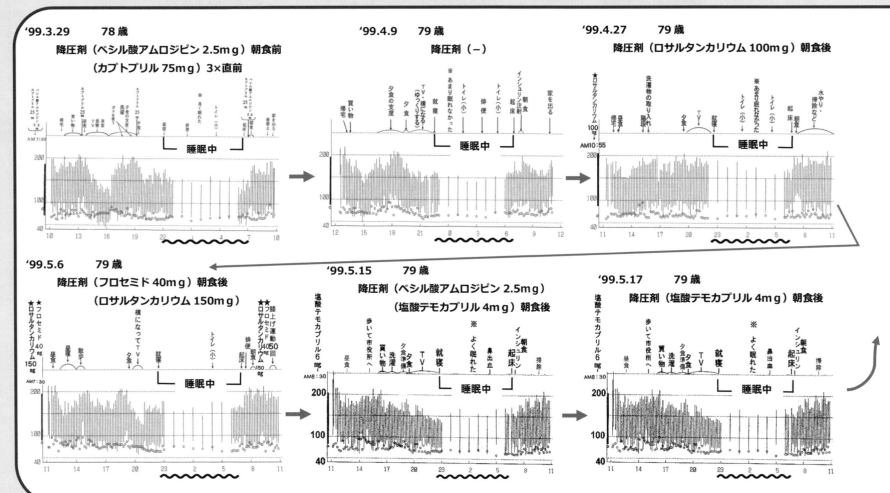

以下のように、いかなる投与方法においても効果は無し。

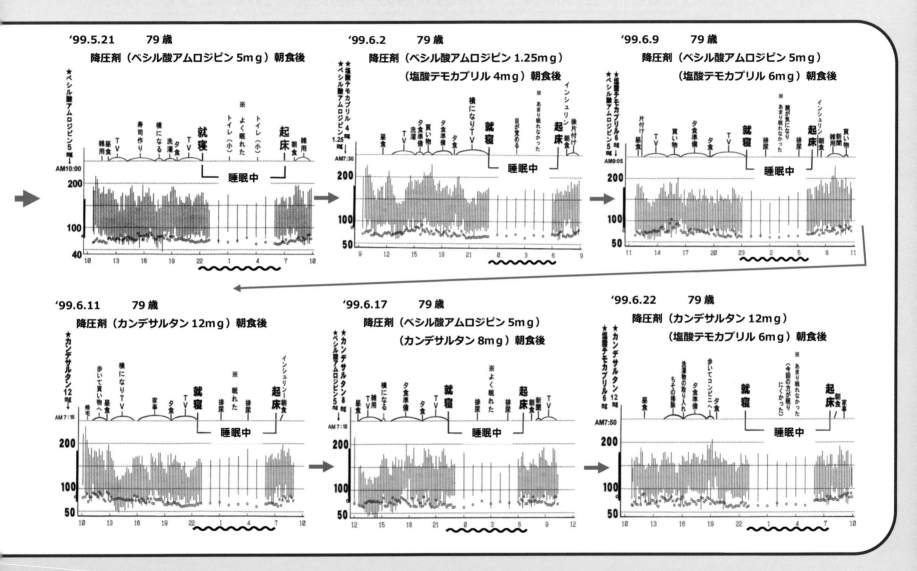

68

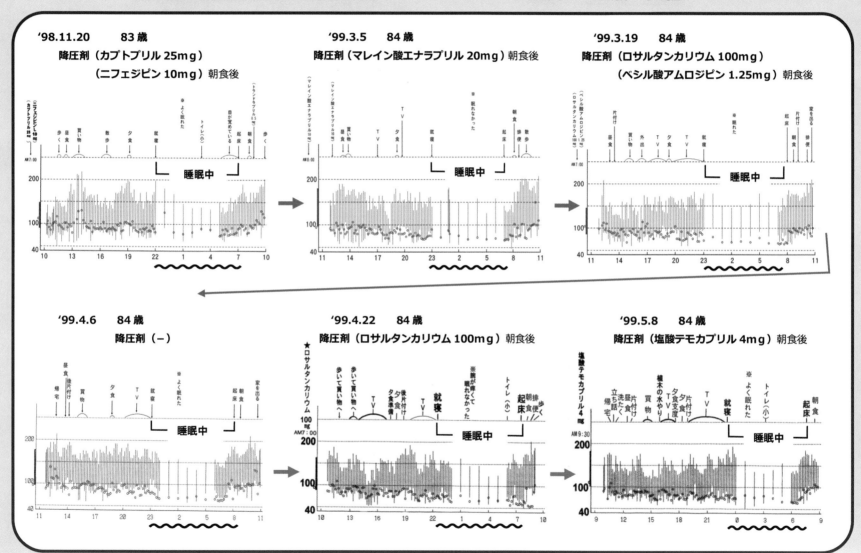

〈症例 ⑤〉 　職業不安定　　　　　　　　　　　　　症例　63歳　男性　　警備員

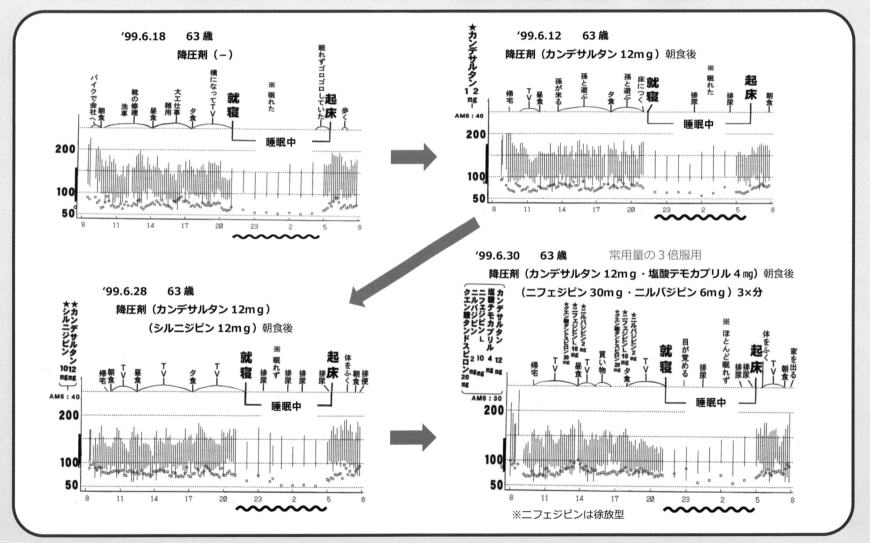

※ニフェジピンは徐放型

70

【まとめ】　高度ストレス高血圧および混合型高血圧　（睡眠時高血圧。臓器保護剤効果無し ）

（1）　高血圧はストレスと葛藤している姿である

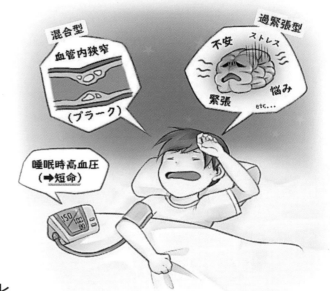

　※　頚動脈・腹部大動脈エコーで、

> プラークが有れば　混合型
> プラークが無ければ　ストレス型

（2）**感情、緊張、興奮**（ストレス）によって起こる血圧変化

（昇圧ホルモン、カテコラミン（ノルアドレナリン・アドレナリン）、レニン等）

① ストレスを感じている時
② 急いでいる時
③ 運動している時
④ 寒さ
⑤ 危険を感じた時
⑥ 疼痛を感じている時
⑦ 体の臓器に異常がある時
⑧ 仕事で夢中になっている時
⑨ 嬉しくて興奮している時

（イ）仕事が上手くいかない時
（ロ）職場で嫌なことがあった時
（ハ）対人関係で緊張が高まっている時
（ニ）金銭的な悩み

脳でも、肝臓・腎臓・眼・耳でも、その臓器のために血圧を上げ、血流を増やして治癒しようとしている姿である。

【参考】① 　　悪性高血圧と良性高血圧

A　悪性高血圧

（眠っている時）

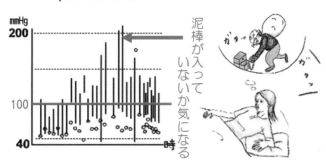

泥棒が入っていないか気になる

| 怖さ・不安 |
| 緊張 |

緊張した時は酸素をより必要とします。

脳は、瞬時にして脳や筋肉に酸素が行き渡るようにノルアドレナリンを多量に出して血管を収縮させ、血圧と脈圧を急上昇させます。

全身の毛細血管の網目から瞬時に酸素とブドウ糖が核細胞に行き渡るようにして、身の危険に対処出来るようにするのです。

緊張だけが高まっている

※ノルアドレナリンだけ出て、

★アドレナリンは出ていない。

★血流は良くなっていない。

◎最低血圧が上昇

⇕

◎最低血圧が下降

B　良性高血圧

（走って階段を昇降・・・45段を10回）

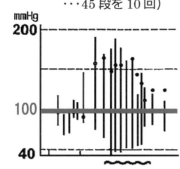

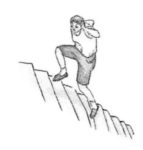

| 意欲ある行動 |
| 嬉しさで興奮 |

※最低血圧↓↓　最高血圧↑↑
　　　脈圧↑↑↑
　　　（≒1回心拍動量↑↑↑）

※脈圧↑↑↑×心拍数↑↑↑
　≒心拍出量↑↑↑↑↑

全力で心拍出を行っている姿をうかがい知ることが出来ます。

※TPA…血栓を溶解するたんぱく質の一種

※ノルアドレナリンの他に、

★アドレナリンが出て血管を拡張させ、血流が大変良くなっている。

★※TPA生産も増加し、血管壁がきれいになる。

血流も良くなっている

73

【参考】②　【冬と夏では】

冬の寒さは強力な血管収縮剤（血圧上昇剤）。

夏の暑さは、強い血管拡張剤。（お酒は強力な血管拡張剤）

症例　81歳　男性

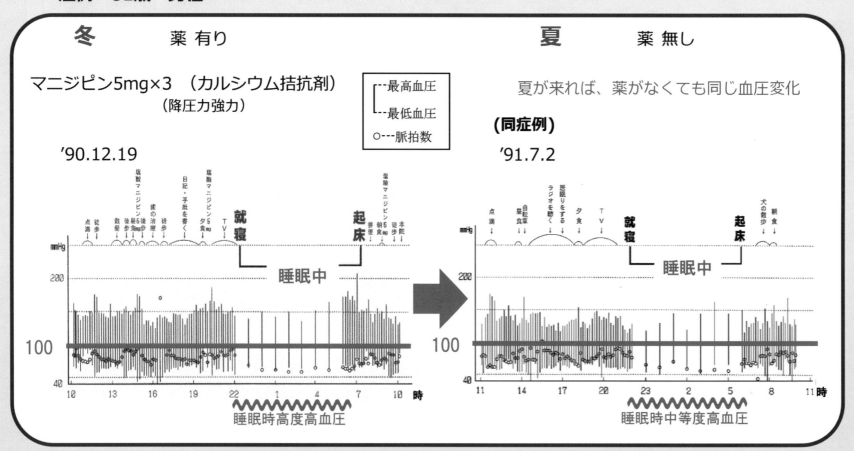

冬　　　　薬 有り　　　　　　　　　　　　　　　夏　　　薬 無し

マニジピン5mg×3　（カルシウム拮抗剤）
（降圧力強力）

夏が来れば、薬がなくても同じ血圧変化

'90.12.19

（同症例）

'91.7.2

睡眠時高度高血圧

睡眠時中等度高血圧

5. 血栓高血圧   朝食が少ない人に非常に多い

（ストレス社会において、血管閉塞型単独の高血圧は非常に少ない）

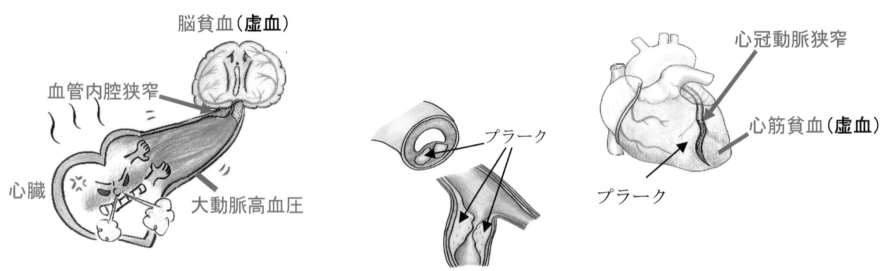

脳貧血（**虚血**）

血管内腔狭窄

心冠動脈狭窄

心筋貧血（**虚血**）

プラーク

心臓

大動脈高血圧

プラーク

定義

①　生活を改善しても、睡眠直前に４回以上測定した最低血圧が 70mmHg 以下にどうしても下降しない状態が１ヶ月以上継続する方。なおかつ頚動脈エコー検査の結果、プラークの有る方。

②　腹部エコーで腎石、または腹部大動脈に石灰化の有る方。
　　60 歳を過ぎると、動脈血管内にプラークが出来ている方が多い。

③　活動時も血圧の変化が見られず昼夜の血圧が１日中ほぼ一定であり、１年中血圧変化がない。

④　ACE 阻害剤・ARB 剤に全く反応がない。

症例　64歳　女性 （149cm　37kg）

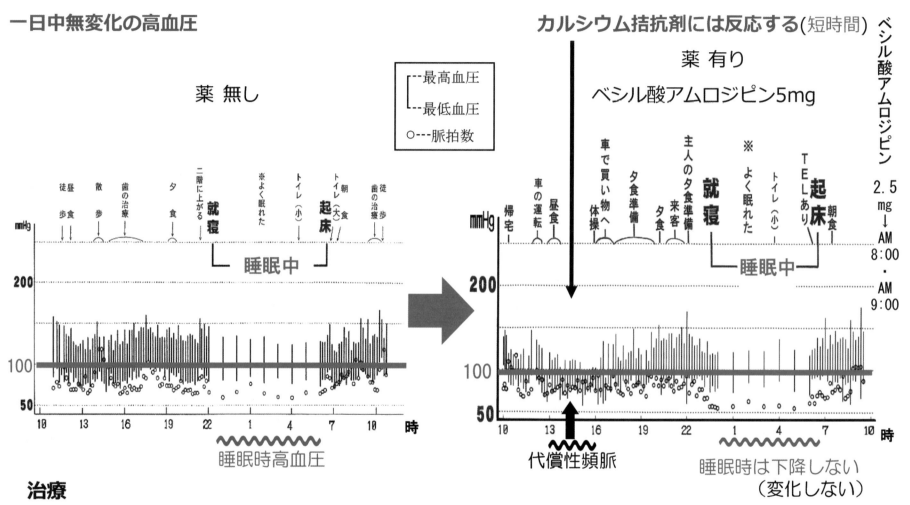

一日中無変化の高血圧

薬 無し

カルシウム拮抗剤には反応する(短時間)

薬 有り

ベシル酸アムロジピン5mg

睡眠時高血圧

代償性頻脈

睡眠時は下降しない
（変化しない）

治療

カルシウム拮抗剤を服用して高脂血症・高尿酸血症・脱水を治すと共に、コルヒチン、抗血小板剤、凍結乾燥ミミズ食品「プロルベイン」の服用を是非行って下さい。
睡眠と、電解質液を飲みながらの運動をして下さい。

E.-Ⅱ
塩分過剰高血圧

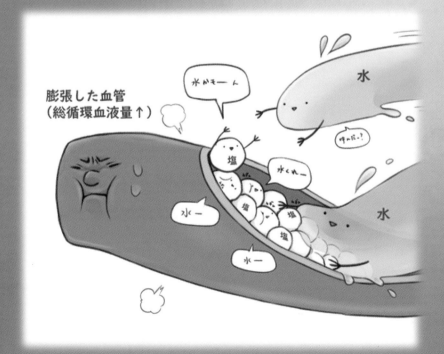

A　血液中に総塩分量が多い時の血圧と脈数　　（高血圧患者の10%程）

（過剰塩分により血管内の浸透圧が高まり、 循環血液量過多の状態 ）

- **徐脈（50bpm位）**
- **最低血圧が高値（100mmHg位）**
- 脈圧幅が拡大し、最高血圧が高い
- **静脈圧上昇**

｝夕方ほど顕著

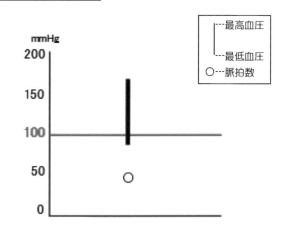

【注意】

たとえeGFR-N(腎機能)が悪い人でも

その時の血圧や脈数が上記のようになっていなければ、

すなわち最低血圧より脈が多ければ、

排尿・発汗で失った電解質液は、当然補充しなくてはならない。

過剰塩分により 膨張した血管

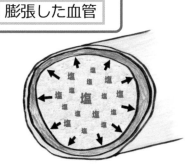

B　血液中の塩分が過剰な時の血圧と脈の日内変動パターン

日中の食事摂取による塩分が排泄されず、夕方ほど血中浸透圧が上昇し、血管内血液量が増加したためによる、血圧・脈の変化。

塩酸テモカプリル6mg
AM10：20

買い物　洗濯　昼食　しながら散歩　友人と会話　休憩　家事　夕食　お茶　横になる　就寝　夜間頻尿　※よく眠れた　起床　排便　朝食　排尿　主人の仕事の手伝い

睡眠中

200 mmHg
100
50

10　13　16　19　22　1　4　7　10

――――　拡張期血圧が夕方になるにしたがって上昇
――――　脈数が拡張期血圧に反比例して夕方になるほど下降

C　頻回に多量水分摂取し、頻回に多排尿させた腎機能障害者の血圧と脈の日内変動パターン

30分毎に多飲し排尿して塩分排泄されたことにより、血圧も下降する時あり。脈数も変動した。

75歳　女性

尿素窒素	：37.4mg/dL
クレアチニン	：2.15mg/dL
eGFR-N	：18mL/min

薬（−）

夕食　小便　小便　小便　小便　小便　階段昇降　就寝　小便　※血圧計の音が気になかなか眠れたが　起床　小便（2回）　朝大食洗濯　小便　歩行・買い物等　階段昇降・小便　昼食・階段昇降　昼寝　小便　階段昇降　小便　食事の階段昇降小度支　布団昇き　階段昇降き

睡眠中

200
100
50

18　21　0　3　6　9　12　15　18　時

〔治療〕
1．水分多量摂取
2．利尿剤投与

Ⅲ. 脳脊髄液還流障害高血圧

① 静脈圧は正常。腰部脊髄液圧は低下または正常。

② 特に頚部脊柱管狭窄症があるということは、必ず脊髄液の流出が阻害され、脳細胞の活動が抑制されていて、強いては脳細胞の生死に関わる。 まずは認知症症状出現。昼間眠気が強い。

③ 正常圧水頭症（認知症）と呼ばれるのも、まさにこれが原因かも。

症例　68歳 男性　　行動・発言が典型的認知症、高血圧

〈術前〉 高血圧　　血圧156／92　脈59　　　　　　　　　〈術後〉 血圧正常　　　血圧136／70　脈67

「頚部脊柱管狭窄症」　　　　　　　　　　　　　　　　　　脳外科名医により狭窄部解消」

① H28.7.15	①′ H28.7.2	② H28.8.2 OPE	②′ 術後一年 H29.8.24

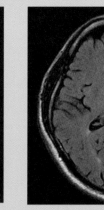 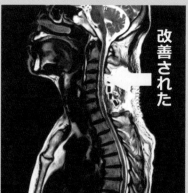 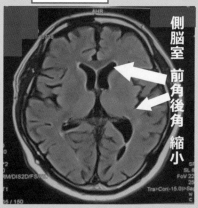

①′ 側脳室 前角後角 拡大

②′ 側脳室 前角後角 縮小

② 改善された

(1)術後、 認知症症状および高血圧は全て正常化した。 (2)〔術後1年 側脳室（前角後角）縮小 血圧正常化〕

動脈血から出た浸出液が細胞を生かしている

脊髄液の役割

1. 脊髄液は血液から濾出した液が、脳細胞に酸素と糖を与えた後のリンパ液です。
   脳細胞にとっては非常に重要。

2. 脊髄液が流れなくなると、脳細胞が代謝出来なくなって死滅します。

3. 脊髄液がどんどん流れていれば、認知症の時に増加するアミロイドβもどんどん排出されて良い結果になるでしょう。

4. 運動をすると脳動脈血流・静脈血流・脊髄液還流の全てが好循環すると考えられます。

血液・リンパ液循環の原理

U字管の原理（一瞬で血液が戻ってくる仕組）

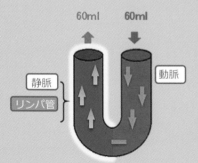

心臓が 60ml 血液を
大動脈に出せば
即 60ml
心臓に返ってくる

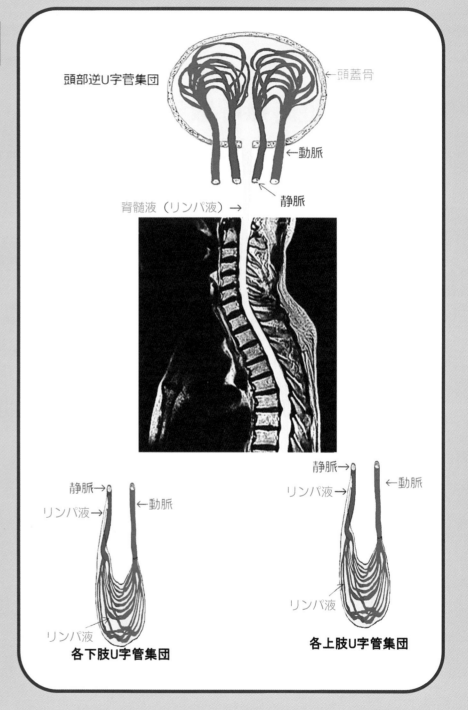

Ⅳ．睡眠時無呼吸症候群

睡眠中炭酸ガスが高値になり、最低血圧・脈圧も上昇。脈数も増加する。

Ⅴ．脳圧亢進時

脳塞栓・脳梗塞・脳出血・脳腫瘍

最高血圧は200mmHg位。最低血圧も上昇し、脈は徐脈になる。

F.

睡眠時低血圧

Ⅰ. 睡眠時脱水（低電解質）

睡眠時最低血圧より脈数が多い時

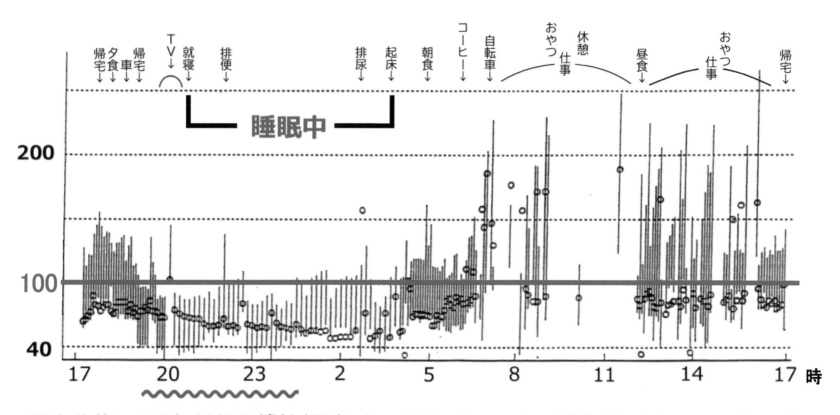

脱水状態**による相対的代償性頻脈**（時に眠前にカルシウム拮抗剤、または利尿剤の使い過ぎ）

Ⅱ. 【 最低血圧異常者 】

1.　血管拡大硬化症

最低血圧低下型（拡張期低血圧症）65mmHg以下

　大動脈拡大…弾力低下（硬化）

74歳　　1989年1月10日　　　　　**85歳　　2000年1月12日**

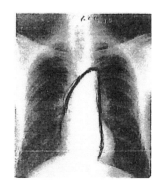

11年後
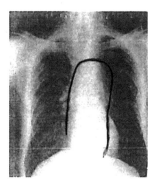

すでに大動脈拡大が始まっている　　　　大動脈拡大増強
　　　　　　　　　　　　　　　　　　　（正常の2倍くらい？）

大動脈拡大が強くなると血圧・脈圧も上がらず、
最低血圧に対して脈数が増加 **し、代償性頻脈を起こしてくる。**

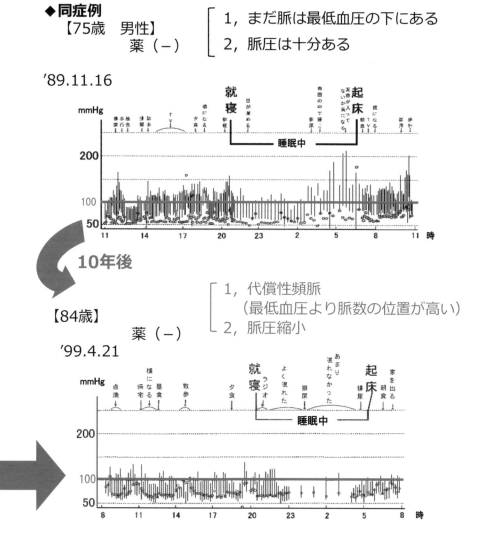

◆同症例
【75歳　男性】
　　　薬（－）

1, まだ脈は最低血圧の下にある
2, 脈圧は十分ある

'89.11.16

10年後

【84歳】
　　薬（－）

1, 代償性頻脈
　（最低血圧より脈数の位置が高い）
2, 脈圧縮小

'99.4.21

2.　心拍出量低下時

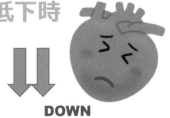

DOWN

・ 鬱血性心不全の時
・ 種々の弁膜症　　　　　　などの時
・ 心筋梗塞の一部
・ 一部の心筋症

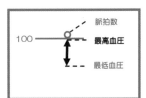

脈圧が小さい
最高血圧が低い
最低血圧が低い
脈数が多い

3.　最低血圧が高くて脈数が多い時

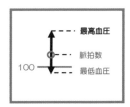

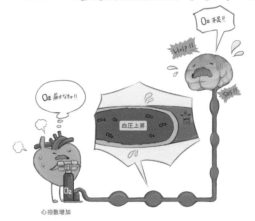

酸素不足、
炭酸ガスの多い時

　循環血液量が変わらないのに心拍数が増えるため、最低血圧も押し上げられる。

4.　最低血圧が高くて脈数が少ない時

○　脳圧亢進
　・脳出血
　・脳梗塞・塞栓

血管を収縮させて血圧を上げ、閉塞部の血流を起こさせようとする。

○　塩分過多の時（前述）

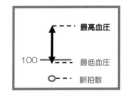

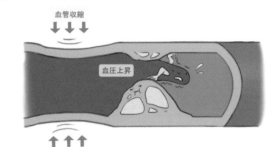

G.

塩分摂取が少なすぎる方が問題

※　今でも刻々と、あなたの体から水分と
　　　塩分・K・Ca・P・Mg が出ています。
※　刻々と出ていったものはその都度補わないと、
　　　脱水が起こるのは当たり前でしょう！

【文献】

高血圧の人も塩分摂取が少なすぎる方が問題

（1）世界で最も有名な医学誌Lancetの2016年5月20日号に、Mente氏らが13万人調査して塩分
摂取による心脳腎トラブル・死亡リスクの発生率を発表。

◎「健康な人」の塩分摂取量と死亡率の関係

① 低塩分摂取（7.5ｇ以下／日）は、
　　高血圧症の人でも心脳腎トラブル・
　　死亡リスクが増大

② 高血圧症でない人は、
　　塩分摂取量が多く(15g/日)ても
　　リスクは増大しない。

★日本では１日６ｇ以下に減塩せよと
　　　　　暴言されているのですよ。

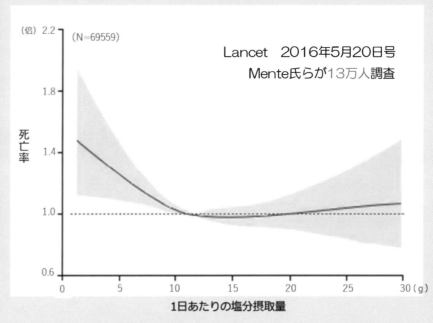

（2）入院高血圧者に１日６ｇの減塩治療で、50人中29人に有害事象発生

（国際医療福祉大学 冨岡氏等 2016年5月）

減塩 減塩 をあまりおっしゃいますと

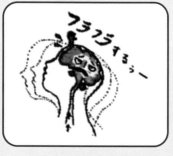

　テレビではよく「熱中症にならないように、水分をこまめに摂りましょうね」と放送しています。水分だけを摂取すると20〜30分位で排尿されますが、水分だけ出て行く訳ではありません。必ず電解質も一緒に出て行きます。

　これを繰り返せば体から電解質が減少し過ぎて、めまいふらつきやショックを起こし、かえって熱中症を起こします。

　茶や水分だけを摂取するのは誤り。お茶や水分を摂るなら、漬物や塩昆布や梅干と一緒に。お茶や水だけの摂取はだめ。漬物だけの摂取もだめ。両者を摂取してこそ体は喜ぶというもの。

　高血圧の人でもおしっこをされるでしょう。その時は水分の他に塩分をはじめカルシウム・カリウム・マグネシウム・リン等の電解質も必ず出て行きます。

　ですから、それらの電解質をその都度補わなければ、電解質不足による心血管イベントや死亡率が増加するのは当たり前のことでしょう。

──── 塩の無い人間は、しょーのない人間 ────

祖先が発明した、　　①　味噌・醤油・漬物・梅干しは素晴らしい健康食品ですね！

　　　　　　　　　　②　日に7回、漬物と一緒にお茶を飲む習慣は、最も健康に配慮した安全対策。

　生きているということは、常に尿や汗・呼気などでいつも刻々と電解質液を失くしているということを、どうか理解していただきたい。

ナトリウム（塩分）が不足すると

　体内でナトリウムが不足すると、細胞内や骨に蓄積されているナトリウムが細胞外液（血液やリンパ液・胃液などの消化液）に放出され、塩分濃度を調節しようとします。体内でナトリウムが不足すると、どのような症状が出るのでしょう？

⭐ めまい・ふらつきを起こす

　体内の塩分が少ないと血管内浸透圧が低下して血管内血液量も減少します。

　血圧が下がり脳貧血を起こし、めまい・ふらつきが起ります。

⭐ 食欲減退・脱力感

　体内塩分濃度の関係から、細胞外液も少なくなります。主に胃液（塩酸 Hcl）です。その Cl は塩（NaCl）から作られます。

　消化液が少なくなると、だんだんと食欲がなくなります。食事量が減ると栄養摂取量が減少し、体の機能が衰えて体がだるくなり、脱力感が出てきます。

⭐ 脱水症状・筋肉異常

　スポーツ中や汗を大量にかく仕事をしているときは、水分と一緒に塩分も排泄され、体内の塩分濃度が低くなります。水分をよく補給していても塩分補給が十分でないと、体内の塩分濃度がさらに低くなります。するとさらに低い塩分濃度に合わせるため、また水分を排出しようとします。

　そのため体内の水分は更に不足し、脱水症状や熱中症などが起ります。運動中は腎臓の機能が抑制されているとも言われています。すると筋肉の伸縮に必要なナトリウムが不足することから、意識外で勝手に筋肉が収縮するという症状（けいれん）が起ります。

⭐ 精神障害・昏睡状態

　水を大量に飲んで体内の塩分濃度が一気に下がると、神経伝達が正常に働かなくなります。

嗜眠や精神錯乱が起こり、さらに症状が進むと昏睡状態になる可能性もあります。

Ⅰ． 電解質不足(脱水)を放置すると・・・

(朝食が、簡単なパンとコーヒーパターンの人)

最低血圧より脈数が多くなる

① 血管内浸透圧が下がっている

② 血管内の水分が減少している

(最低血圧より脈数の多い人は要注意。)

③ 血管内の血小板・血球・脂肪・尿酸濃度が高まる

④ 血管内にプラークが
　　　　出来やすくなる

⑤ 梗塞促進 ⬆⬆

★　頸動脈　　　⎫ エコーをしてみて下さい。
　　腹部大動脈 ⎭ 高率に　プラーク（血栓）　が見られます。

★　プラークが多くなると、最低血圧が75mmHg以下にならなくなってきます。

Ⅱ． 血液中に総塩分量が少ない時の脈圧と脈数

（血管内浸透圧が下降し、総循環血液量が減少し続けた状態）

mmHg

--- 最高血圧
--- 最低血圧
◯ --- 脈拍数

全血管内容積に対して、総血液量が減少

① 最低血圧が低く、最低血圧より脈数が多い状態

② 静脈圧低下

張りのなくなった血管

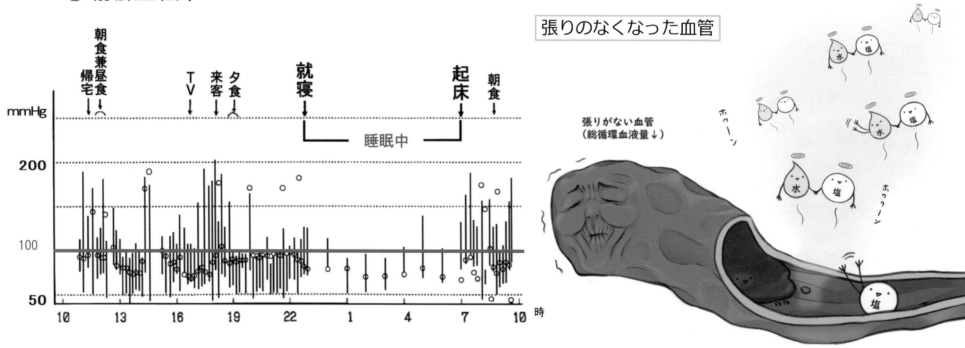

＜対策＞

1. 梅干、漬物を食べたらどうなる？

① まず、血管内の電解質が増える

↓

② 血管内浸透圧が上昇する

↓

③ 血管外(血管内の１０倍も水分がある)から
　　　　水分が血管内に入ってくる

↓

④ 血管内液が増加して血圧が上昇する

↓

⑤ めまいで倒れることが防げる

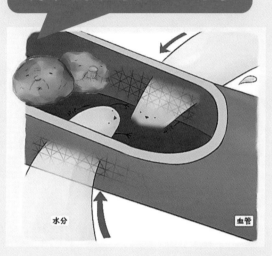

溶鉱炉で働く人は、
梅干を良く食べています

水分　血管

2. 最低血圧より脈が多い人は　梅干、漬物を食べること

水・お茶などの水分だけを飲めば飲むほど、汗や尿となって電解質がどんどんと出てしまいます。
それによって血圧が下がってしまい、ショックも起こします。

　ですから、お茶・水だけを飲んではいけません。
塩のない人間＝しょうのない人間になってしまいますよ!!

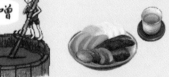

味噌

☆漬物や梅干と共にお茶・水を飲んで、尿と呼気と汗と共に出ていった電解質をしっかり補いましょう。

Ⅲ. “糖尿病の人”は、常にミネラル不足。脱水です！

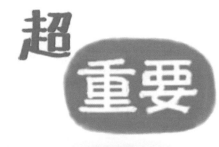

当院に通院中の糖尿病患者257名のうち202名、

79%もの人が最低血圧より脈数が多い。

（糖尿病でない患者さんでは20%程）

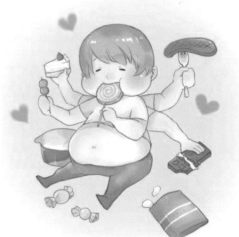

① 　最低血圧より脈数が多いということは、総血管容積に対して血管内循環血液量が相対的に少ないということです。

② 　糖尿病患者は普通の人より排尿が多く、そのため電解質液も多く排泄されているので、血管内浸透圧が低く脱水状態にあると考えられる。

血管内塩分減少

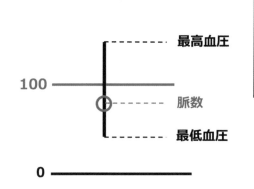

糖尿（ヘモグロビン A1c が6.3%以上）の人		
総数	最低血圧 ＜脈	割合
257 人	202 人	79%

最高血圧

100

脈数

最低血圧

0

【結論】

1. 糖尿病患者は余分な糖を排出しようとするため排尿が多く、脱水状態である。
2. 従って、利尿剤を使うと良くないと言われるのは、ここに根拠がある。
3. 糖尿病末期で尿素窒素の値が下がらない時に重曹を服用すると良くなるのは、塩分不足が解消されるからだと考えられる。塩分がないと利尿に限界がくる。

むしろ糖尿病患者には、電解質摂取を！

あなたの血液量は足りているの？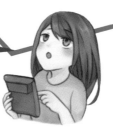

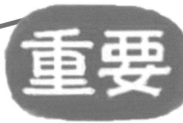

総血管内容積に対して総血液量が足りているかいないかは、

最低血圧に対する脈数の位置をみて判断する

以外に方法は無いのです。

（あとは、静脈圧と、数日に渡っての
　Ht（ヘマトクリット）の変化を参考にするくらいです。）

※ 「あなたの総血液量は4530mLです。」と言われても、

それがあなたにとって足りているかどうかは、**誰にも判断は出来ないのです。**

【参考】　長期の脱水状態が血栓を作り、最低血圧が上昇 ↑

　当院に通院中の糖尿病患者 257 名のうち 55 名(21%)は最低血圧より脈数が多い状態ではなかったが、そのうち 33 名が頸動脈エコー検査を受けていて、検査を受けた 33 名のうち 28 人に血管内プラークが形成されていた。

（実に 85%がプラーク有であったということである。）

（55 人中 22 人(40%)はエコー検査未実施）

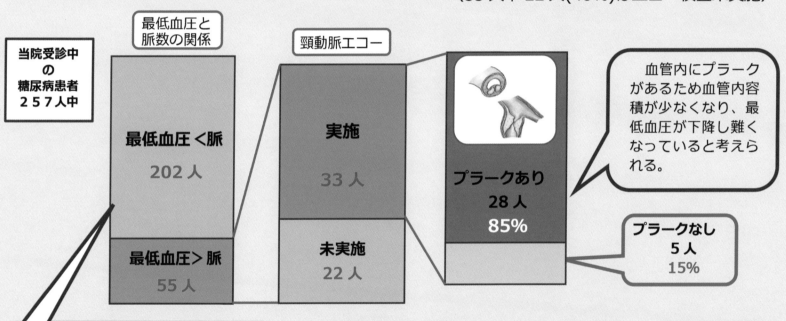

以上のことから、最低血圧より脈数が少なくなかった人もプラークが有るために最低血圧が上昇しているので、本来は最低血圧より脈数が多いと考えられる。

→　糖尿病患者の実に９８％が、低電解質(脱水)・循環血液量不足者

Ⅳ. 朝は誰でも血液が濃くなっている！

夕食後の体重と起床して排尿した直後の体重は、1kg〜1.7 kg も減っています。この差が夜中に体から出た水分量です。<u>朝食がパンとコーヒー位では</u>、夕食から翌朝までの12時間に消失する水分（電解質液）を充足することは全く不可能です。

お昼までなら、17時間もあるんですよ。

この簡単な朝食が脂質・血球・尿酸等全てを濃くして血栓を作り、脳梗塞や心筋梗塞等様々な病気を引き起こす原因にかねません。

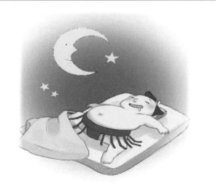
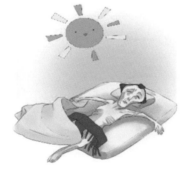

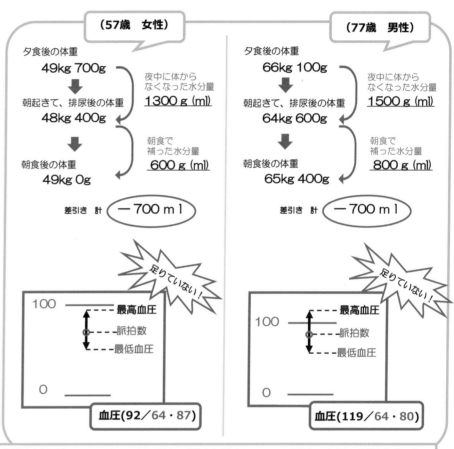

（57歳　女性）

夕食後の体重
49kg 700g
→
朝起きて、排尿後の体重
48kg 400g
→
朝食後の体重
49kg 0g

夜中に体からなくなった水分量 1300 g (ml)
朝食で補った水分量 600 g (ml)

差引き 計 －700 m l

（77歳　男性）

夕食後の体重
66kg 100g
→
朝起きて、排尿後の体重
64kg 600g
→
朝食後の体重
65kg 400g

夜中に体からなくなった水分量 1500 g (ml)
朝食で補った水分量 800 g (ml)

差引き 計 －700 m l

足りていない！

100　——　最高血圧
　　　　　　脈拍数
　　　　　——　最低血圧
0　——

血圧(92／64・87)

足りていない！

100　——　最高血圧
　　　　　　脈拍数
　　　　　——　最低血圧
0　——

血圧(119／64・80)

最低血圧より、脈数は多くなっている。（血圧は4回以上測定して、1番低い血圧で判断する。）

Ⅳ´. 汗をかかなくても、
夕食後の Ht（赤血球の濃度）が
朝食前は5％上昇　（3月に計測）
20代女性10人の平均（当医院）

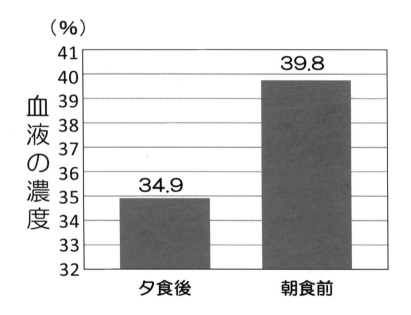

（一晩で約1000ml位の水分が失われて血液が濃縮。）

Ⅴ. 血圧が上がると血管が収縮して、
　　　血管内容積が減少し血液が濃くなる！

　朝は脱水状態になっているのに、時間に追われて、"あれもこれもしなければ"と緊張すると血管がキュっと締まって血圧が急上昇するとともに、血管内の水分だけが血管外に出ていくので血液がさらに濃くなります。

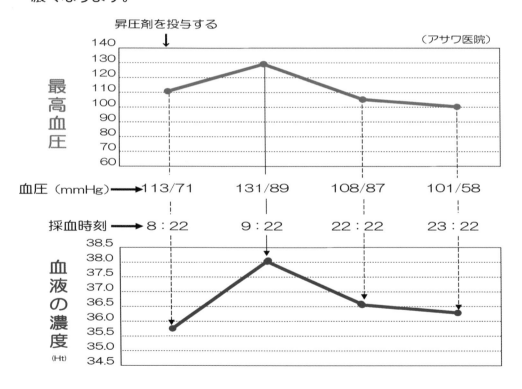

Ⅵ. 脳梗塞・心筋梗塞を起こした人の90%以上が、朝食が簡単なパンとコーヒーパターン

これで分かる

90%以上

★ Ⅳ.・Ⅴ.の理由により、朝方の血液は非常に濃縮されています。したがって、朝方の脱水には厳重なる注意が必要。

脳梗塞・心筋梗塞を起こす人の多数が **"寡少朝食者"**

◎ 梗塞は、年中朝に起こることが多い。

◎ 午前中の運動は危険。

午前中のスポーツは、スポーツドリンクを飲みながら！

【参考】　外来血圧で朝食量を判断

　朝食がパンとコーヒーだけというパターンの人は、脱水などで年とともに血管閉塞が強くなっていき、最低血圧が80台90台と上昇してきます。

　脳梗塞・心筋梗塞を起こす人の大多数は、朝食がパンとコーヒーというパターンの人で、脱水ぎみの方です。

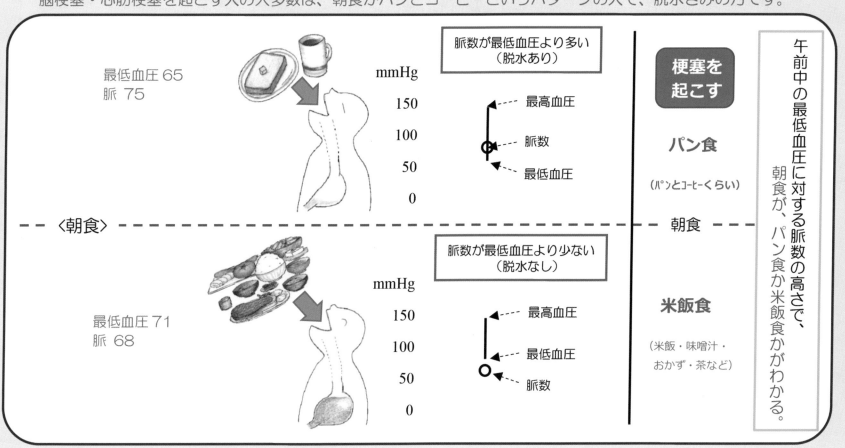

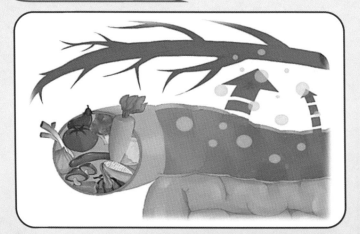

　血液の脂肪や尿酸・赤血球の濃度がたとえ良くても、脱水が起こると全て高値になって血栓が出来やすくなってしまいます。何年も毎朝この状態が続くのは大問題です。

　当院において脳梗塞・心筋梗塞を起こした患者さんの内95％が、朝食はパンとコーヒーパターンでした。

　ほとんどの医師が、この事実に気が付いていないのではないでしょうか。

【対策】　野菜と水のジャングルダム

　水分だけ飲んでもすぐに尿になってしまい、その後の血液の中は脱水になってしまいます。

　同じ山に雨が降っても落ち葉の多い山は水持ちが良いように、朝は菜っ葉・大根・ナス・瓜類・トマト・スイカ・いも・カボチャなどの野菜類を沢山食べて腸管内を野菜のジャングルにしましょう。ジュースではジャングルが出来ません。さらに味噌汁やお茶・水を入れて腸の中を「野菜と水の"ジャングルダム"」にしておくと、そこから血液の方に常に水を送ってあげられます。

　朝ご飯をしっかり食べる為には、夕飯を早め（5時頃）に簡単な寝やすい食事（うどん位）にしましょう。脳卒中・心筋梗塞は一年を通して午前3時からお昼までが圧倒的に多いのですよ。

遅い夕飯、肥えて寝不足、枯れた朝御飯！→脳梗塞・心筋梗塞

味噌汁は冬1杯ならば、夏は汗も多くかきますので、3杯で丁度ということになります。
年中同じ食事量というのは、大変おかしな話ですね。

今でも刻々とあなたの体から膀胱に水分・塩分・
カリウム・マグネシウム・リン・カルシウム等が出て
いっているのです。つまり、お茶や水分だけを飲むの
ではなく、漬物とお茶を1日に7回程、昔の人のよう
に摂取すると安全です。

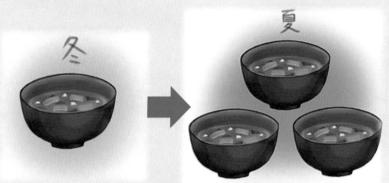

体に水分（電解質液）が足りているということは、

① 尿が濃くならない
② 排尿回数が十分ある
③ 便秘していない ⟶
④ 喉が渇いていない
⑤ 皮膚が「カサカサ」していない
⑥ 下の血圧より脈数が増えていない
⑦ 採血で尿素窒素（尿毒素）が増加していない
　　　　　ことが必要です。

便秘 ＝ 脱水

※ 4日に1回以下しか排便しない人は脱水のため、便秘ではない
　人に比べて狭心症や心筋梗塞で死亡する人は1.45倍、
　脳梗塞で死亡する人は2.19倍も多いという統計もあります。

☆ 逆に濃縮した血液が何年も続き、血管内にコブが出来て血流が悪くなり、下の血圧が75mmHg以下に
　常にならない方は、脳梗塞・心筋梗塞が近づいていると思って下さい。

（血圧はその都度4回以上測定し、その中の1番低い値で判断する。）

H．熱中症
「水分をこまめに」
　が死亡原因？
（減塩、減塩が諸悪の根源）

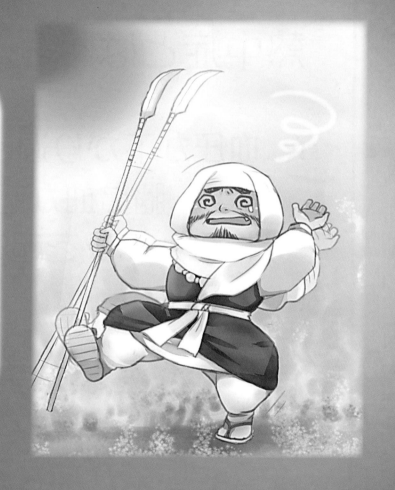

熱中症とは

★ 血圧が下がり過ぎて
　　　　脳貧血が起こり
　時にショックを起こすこと

（　最低血圧が下がり、
　　　脈数が増えること　）

どうしてかな??

Ⅰ. 夜中には 1.5 kg 程の体重が減る。 ”朝は脱水!!”
　　　　　　　　　　(すなわち、1500ml の電解質液がなくなっている)

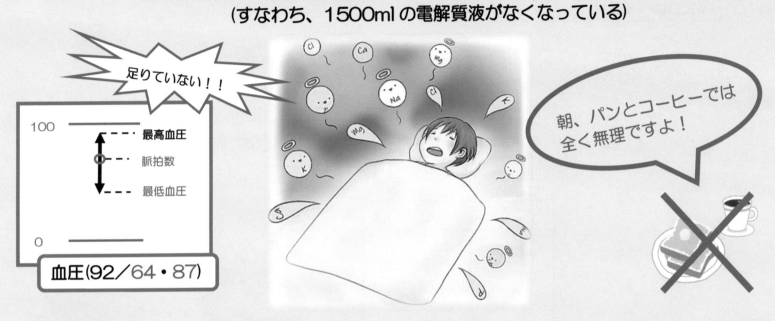

足りていない！！

100 ── ──── 最高血圧
　　 ─ ─ ─ ─ 脈拍数
　　 ─ ─ ─ ─ 最低血圧
0 ── ────

血圧(92／64・87)

朝、パンとコーヒーでは
全く無理ですよ！

重要！ 　　最低血圧より、脈数が多くなるのは危険！
　　　　　　　(血圧は全て４回以上測定して、１番低い血圧で判断する。)

【対策】　夕食から次のお昼食まで 17 時間くらいはあるのですよ！

朝食をしっかり食べなきゃ！　　更に夏は、午前中だけでも汗がたくさん出ますよ！

Ⅱ． あなたの体から尿や汗で塩分をはじめとする電解質(Na・Cl・K・Ca・P・Mg) が 常に刻々と出ています！

そこで、

○ 時間と共に、血管内はぺちゃんこになって最低血圧は下降していきます。

○ 反対に、血流量が少なくなる為、脳や体中に血液をしっかり送ろうとして 脈拍数は増加しています。　・・・この関係は非常に大事です。

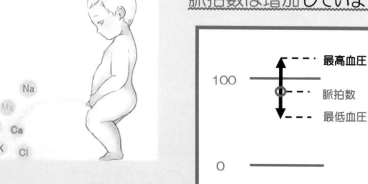

ワカメの味噌汁が出て いっているようなもの

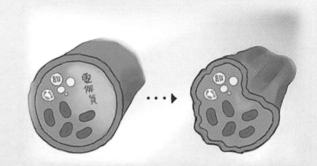

【対策】　　　電解質を日中は２〜３時間毎に摂取すること！

※　　夏汗をかけば更に多くの電解質が出る。従って更に電解質の摂取が必要となる。

Ⅲ． (お茶・水)だけ飲んだら、・・・・・ 逆効果！ ➡ 血圧は更に下がる

すばやく、尿や汗となって 電解質が血管から 【お茶・水】と一緒に出ていきます。

お茶・水だけが出ていくのではありません。

その分、余分に血管内の電解質は無くなります。

◎　最低血圧は更に下降して、心拍数(脈)は血圧が下がらないように 頻脈

　　になって頑張ります。　　　そうしないとショックを起こします。

◎　血管内電解質が減少すれば　—総血管内循環血液量は減少—

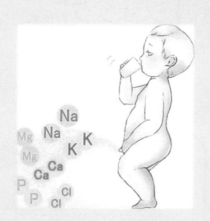

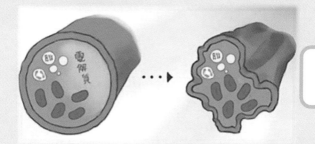

血管内は
更にぺちゃんこだよ！

【対策】　お茶・水・コーヒー等、電解質を含まないものを摂取する時は
　　　　　必ず梅干しや漬物・味噌や醤油等を一緒に摂取すること！

※　野菜が腸管内にある時に電解質液が入ってくると、"野菜と電解質のジャングルダム" が
　　でき、電解質液を常にゆっくりと腸から血液に送ってあげられます。

Ⅳ. 夏の暑さは更に全血管を拡張させる

○　前記のⅠ・Ⅱ・Ⅲの状態で夏の暑い日の日中に屋外に出ると、減った血液の入れ物である血管そのものも暑さで拡張しますので、血圧は更に下降します。
　当然、心臓のポンプは拡張した血管内に早く血液を送ろうと一生懸命働くため、頻脈になるのです。

○　こうなると心拍数を増やしても血圧が維持出来なくなり、脳貧血、虚脱状態で ショック を起こします。

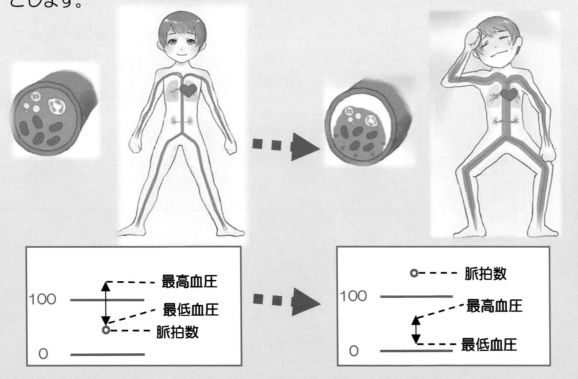

【対策】

体を冷やす。
涼しい所に移す。
冷房の効いた部屋に移す。

当然、電解質液を飲ませる。
時に点滴をする。

Ⅴ. お風呂も夕食後が安全　空きっ腹は危険

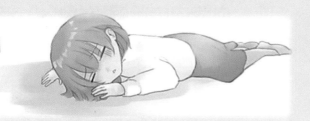

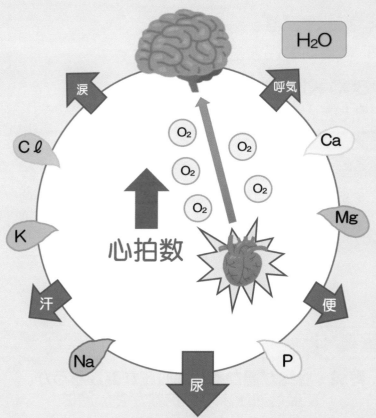

自分を守るために血圧・脈は変化する

　脳細胞やその他の細胞が生きていくためには、常に血流によって酸素が送られていなければなりません。

　若い人でも2分くらい血流が止まれば永久に脳細胞は死滅してしまいます。

　血圧と脈は、体の各細胞が活動するのに必要なブドウ糖と酸素を運び、尿毒素を除去するための血流を生み出す圧力と脈数です。

　特に頭に酸素を送るために、必要に応じて圧を変え、脈数を変えて血液流量をいろいろ変化させているのです。

　電解質が減ってしまうと、最悪の場合心臓が止まってしまいます。

【対策】　最低血圧より、脈数が下降する位まで電解質を摂取してから入浴する。

Ⅵ. 血管内の電解質が減少すると

※テレビの天気予報で『熱中症にならないように小まめに水分を摂りましょう』と言っていた。

── これは、大きな誤解を招きます。 ──

前述 (P105) の通り

水やお茶をこまめに飲むなら、梅干や漬物もこまめに食べなきゃ

この為に平成30年度には1,500人以上が熱中症で死亡し、
約100,000台もの救急車が出動したと言っても過言ではない。

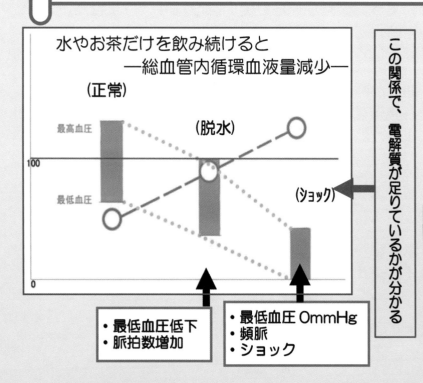

水やお茶だけを飲み続けると
　　　　─総血管内循環血液量減少─

（正常）

最高血圧

（脱水）

100

最低血圧

（ショック）

0

・最低血圧低下
・脈拍数増加

・最低血圧0mmHg
・頻脈
・ショック

この関係で、電解質が足りているかが分かる

※　熱中症は血管内の電解質が減少することによって血管内浸透圧が下がり、血管内の水分を保持できなくなり、総循環血液量が減少する。

　最低血圧は下がって心拍数（脈）は増えていきます。

　　　→脳貧血を起こしてしまう。

重要！

腎臓・心臓が悪かろうが血圧が高かろうが、
最低血圧より脈拍数が多い時は
減塩してはいけない。
電解質を増やすこと！

まとめ

熱中症は　　血圧が下がり過ぎる病気

A. お茶、水 は
　　血圧を下げる飲み物

B. 梅干、漬物 は
　　血圧を上げる食物

だから、
熱中症にならないようにするには
【梅干や漬物を食べなきゃ】！！

【要点】
熱中症対策キャンペーン
　　水分と共に "梅干しや漬物を食べなきゃ!!"

スイカに塩
トマトに塩
キュウリに味噌

をつけて食べよう！

そして梅干し！

1．梅干、漬物を食べたらどうなる？

① まず、血管内の電解質が増える
↓
②血管内浸透圧が上昇する
↓
③ 血管外（血管内の１０倍も水分がある）から水分が血管内に入ってくる
↓
④血管内液が増加して血圧が上昇する
↓
⑤熱中症で倒れることが防げる

溶鉱炉で働く人は、
梅干を良く食べています

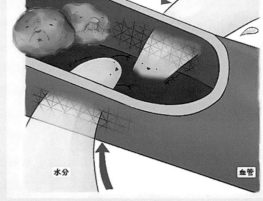

2．熱中症対策

梅干、漬物を食べること

（1）電解質液補給

水・お茶などの水分だけを飲めば飲むほど、汗や尿から電解質がどんどんと出てしまいます。
それによって血圧が下がってしまい、ショックも起こします。

ですから、お茶・水だけを飲んではいけません。
塩のない人間＝しょうのない人間になってしまいますよ!!

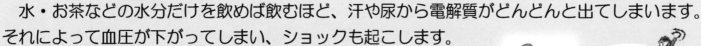

☆漬物や梅干と共にお茶・水を飲んで、汗と共に出ていった電解質をしっかり補いましょう。

※ 昔の人は日に7回、漬物とお茶を飲んでいた

とは……

起床した時
朝食の時
午前9時のお茶の時間
昼食の時
午後3時のお茶の時間
午後5時の夕食の時間
午後7時

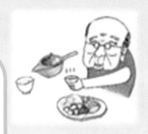

このようにして、体験的にこうした方が元気で毎日過ごせるということを知っていたのです。

味噌汁、味噌、醤油、漬物、梅干、塩昆布、白菜・ほうれん草の御浸し等は、昔の人が考え出した立派な立派な健康食品ですよ！

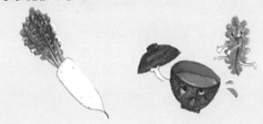

（2） 朝食をしっかり摂ること

〇 排尿に加えて夜中に汗をたくさんかいていますから、朝は脱水状態になっています。朝起きた時は、味噌汁付の朝食のほかに、トマトやスイカにお塩をつけて、キュウリに味噌をつけて食べ、脱水（電解質不足）を防ぎましょう。

〇 朝食にステーキでも食べられてこそ、ステキな朝食になって、1日が疲れずに働けて、元気になるというものです。冬には茶碗1杯の味噌汁でも、夏は汗をかくので3杯でちょうどということになりますね。

〇 お昼に食べるのでは遅いのです。活動する前に食べることが大切です。そして食間に、漬物とお茶で電解質を補給して下さい。夕食から次の日のお昼までは、17時間もありますよ。

【特に摂っていただきたい物】 "(電解質)"

○ ワカメの味噌汁

○ ㊙昆布茶 （市販のものは塩分が多すぎ？ 薄めて。）
   ・・・血圧の高い人でも昆布等の海藻類を摂ると、カリウムや
     マグネシウムが多いので血圧を下げます。

○ トマトやスイカ・・・塩をつけて食べた方が、より美味しく
       食べられますよ。

○ キュウリ・・・味噌をつけて。
      （仕事にはミソを付けてはいけませんね！）

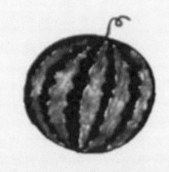

○ ナスの田楽・ふろふき大根

○ コンソメスープ、うどんのスープ

○ スポーツドリンク・・・運動している時

○ 梅干、漬物・・・食欲と意欲がでますよ。

○ 美味しく感じるもの・・・食物が美味しく感じられたら、その食べ物がその人にとって不足して
いたということです。逆に食べ過ぎたり体にその成分が余っている時は、まずく感じるわけです。
　まずいと感じたら、素早くその食物摂取を中止して下さい。美味しいからといって甘いものばか
り食べるのは困りものですよ！　ですから、標準体重も参考にしてくださいね！

（3）睡眠をしっかりとること

　夏は暑さで疲れやすいので、他の季節よりも睡眠時間を1時間増やしたり、1時間早く寝たり、昼寝を30分でも加えるとちょうど良いというものですよ！

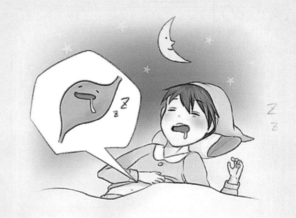

　　寝易い夕食で胃腸を助け、
　　　　快眠で快適な頭と体♪
　　　　　　おいしい朝食♪

○　お腹をこわしたり、特に夏バテで元気のない時には、梅干しとおじや・酢の物・よく煮たうどんなど、消化のよい赤ちゃんが食べられるような食事にして腹八分目を守りましょう。

○　何と言っても先に述べましたように、電解質液を2～3時間毎にしっかり摂って脱水が来ないようにすると共に、消化不良を起こした時にはお腹のバイ菌だらけの食物を出来るだけ早くお尻から出してしまってください。

○　おなかは冷えないように、昼も夜も幅の広いタオル生地の腹巻をすることです。

【まとめ】　夏バテを防ぐためには

1 電解質液補給

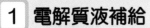

2 豊かな**朝食**

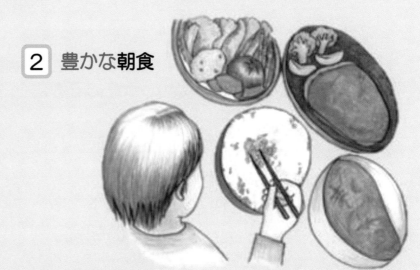

3 **睡眠**

- 漬物
- 梅干
- 御浸し
- 味噌
- 醤油

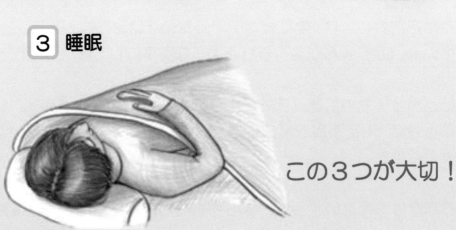

この３つが大切！

I.
睡眠時血圧が生死を分ける

Ⅰ．10年後の死亡率　― 睡眠時血圧・脈数がカギ ―

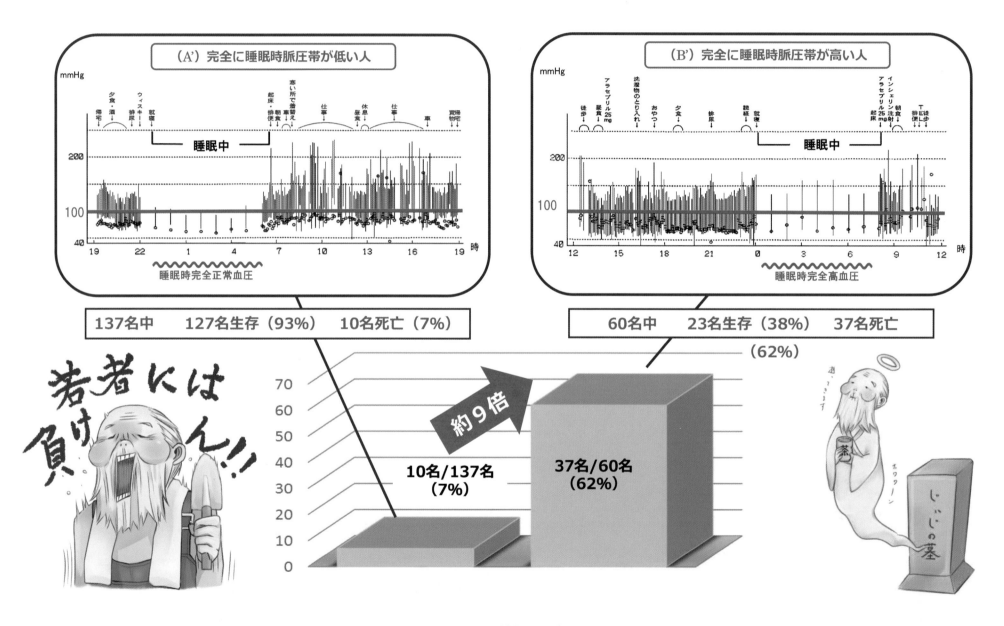

【考察】

◎ 　前述のとおり、酸素を最も必要としない睡眠時に血圧が高い睡眠時高血圧である状態は、
体(特に脳)が興奮していて酸素を平常より必要としている状態。
　または脳に行く血管に狭窄があって、脳細胞に充分酸素が届かない状態であるということで、睡眠が浅いと言えます。長期的に見ると早死にです。

◎ 　睡眠時高血圧の時、ARB剤・ACE阻害剤は臓器に対してストレス緩和剤になり得ます。しかし持続する大きなストレス下では降圧しきれませんので、更に強力に脳セロトニンを増加させる生活が必要と考えます。
　例えば、球技をする・夕方に鼻歌を歌いながら３０分軽くジョギングや歩行をする・会話をする・友人を多く作る・旅行する等、脳からセロトニンが多く出るように工夫することが大切になります。

Ⅱ． 年齢と共に服薬強化して、睡眠時血圧を正常に近づける

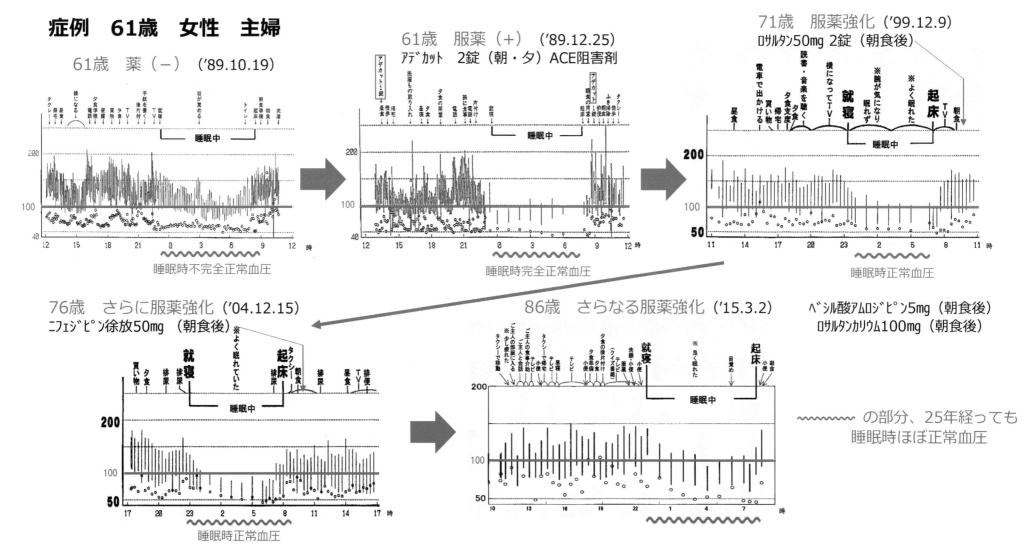

症例　61歳　女性　主婦

61歳　薬（−）（'89.10.19）

睡眠時不完全正常血圧

61歳　服薬（＋）（'89.12.25）
アデカット　2錠（朝・夕）ACE阻害剤

睡眠時完全正常血圧

71歳　服薬強化（'99.12.9）
ロサルタン50mg 2錠（朝食後）

睡眠時正常血圧

76歳　さらに服薬強化（'04.12.15）
ニフェジピン徐放50mg（朝食後）

睡眠時正常血圧

86歳　さらなる服薬強化（'15.3.2）

ベシル酸アムロジピン5mg（朝食後）
ロサルタンカリウム100mg（朝食後）

〜〜〜〜〜　の部分、25年経っても
睡眠時ほぼ正常血圧

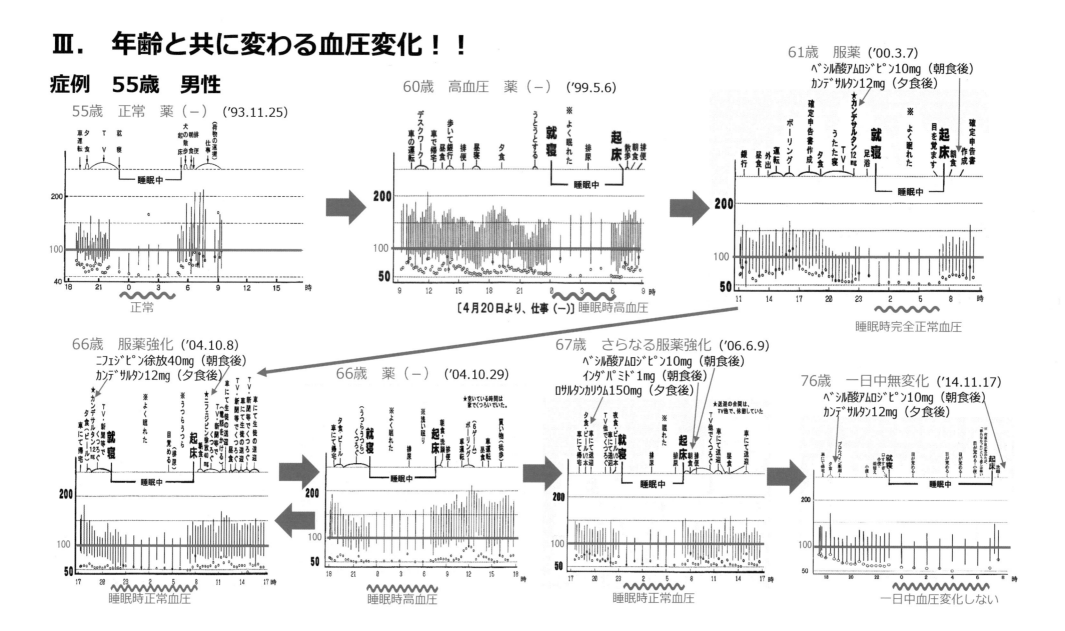

Ⅲ． 年齢と共に変わる血圧変化！！

症例　55歳　男性

55歳　正常　薬（－）　（'93.11.25）
正常

60歳　高血圧　薬（－）　（'99.5.6）
〔4月20日より、仕事（－）〕睡眠時高血圧

61歳　服薬　（'00.3.7）
ベシル酸アムロジピン10mg（朝食後）
カンデサルタン12mg（夕食後）
睡眠時完全正常血圧

66歳　服薬強化　（'04.10.8）
ニフェジピン徐放40mg（朝食後）
カンデサルタン12mg（夕食後）
睡眠時正常血圧

66歳　薬（－）　（'04.10.29）
睡眠時高血圧

67歳　さらなる服薬強化　（'06.6.9）
ベシル酸アムロジピン10mg（朝食後）
インダパミド1mg（朝食後）
ロサルタンカリウム150mg（夕食後）
睡眠時正常血圧

76歳　一日中無変化　（'14.11.17）
ベシル酸アムロジピン10mg（朝食後）
カンデサルタン12mg（夕食後）
一日中血圧変化しない

Ⅳ. 睡眠時高血圧が正常化しないと早死に

睡眠時 最高血圧が100mmHg前後 ⎫
最低血圧が 60 mmHg台 ⎬ にならない時

症例1　54歳　男性

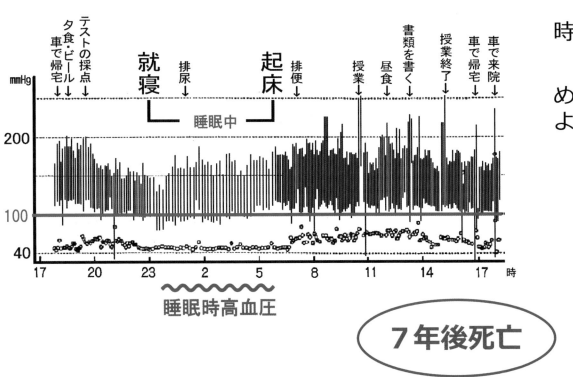

テストの採点↓
夕食・ビール↓
車で帰宅↓
就寝
排尿↓
起床
排便↓
睡眠中
睡眠時高血圧
授業↓
昼食↓
書類を書く↓
授業終了↓
車で帰宅↓
車で来院↓

mmHg
200
100
40
17　20　23　2　5　8　11　14　17　時

７年後死亡

硬く、内腔が狭くなった血管は、睡眠時であっても脳に酸素が充分送れません。

　脳が血圧を上げるように命令してはじめて、睡眠時に必要な酸素補給ができるようになります。

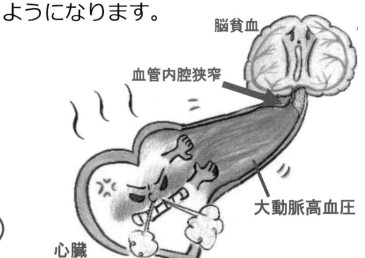

脳貧血
血管内腔狭窄
大動脈高血圧
心臓

症例2　68歳　男性

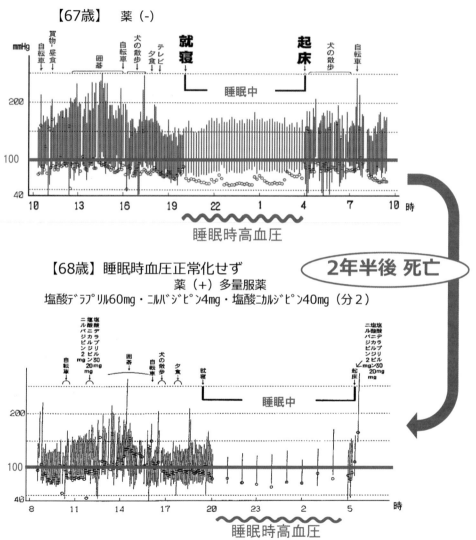

【67歳】　薬（-）

就寝　起床

買物・昼食
自転車
囲碁
自転車
犬の散歩
テレビ
夕食
犬の散歩
自転車

mmHg
200
100
40
10　13　16　19　22　1　4　7　10　時

睡眠中

睡眠時高血圧

【68歳】睡眠時血圧正常化せず
薬（+）多量服薬
塩酸デラプリル60mg・ニルバジピン4mg・塩酸ニカルジピン40mg（分2）

2年半後 死亡

自転車
塩酸ニカルジピン2mg
ニルバジピン2mg
塩酸デラプリル30mg/20mg
囲碁
自転車
犬の散歩
夕食
就寝
二カルジピン塩酸塩
ニルバジピン2mg/30mg
バニジピン塩酸塩20mg
起床

200
100
40
8　11　14　17　20　23　2　5　時

睡眠中

睡眠時高血圧

症例3　66歳　女性　　4年後 死亡

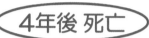

薬（+）　ニフェジピン10mg（分1）

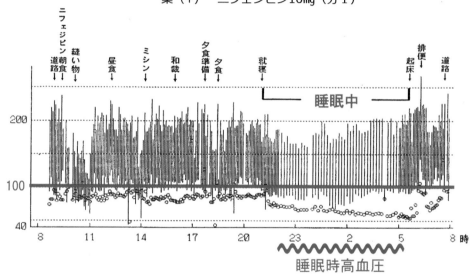

ニフェジピン
道路
朝食
縫い物
昼食
ミシン
和裁
夕食準備
夕食
就寝
起床
排便
道路

睡眠中

200
100
40
8　11　14　17　20　23　2　5　8　時

睡眠時高血圧

Ⅴ．日本高血圧患者4000万人の主要因は、

《今まで》
2009年 日本高血圧学会

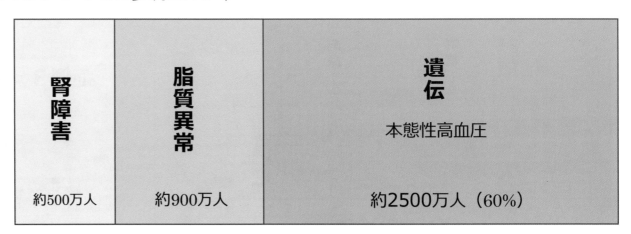

腎障害	脂質異常	遺伝　本態性高血圧
約500万人	約900万人	約2500万人（60％）

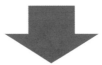

《これが本当でしょう》

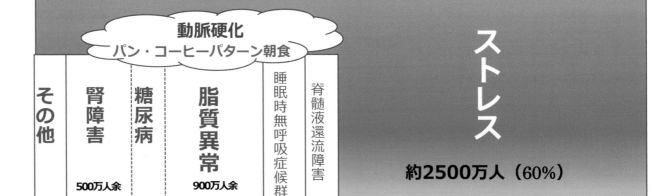

動脈硬化
パン・コーヒーパターン朝食

その他	腎障害	糖尿病	脂質異常	睡眠時無呼吸症候群	脊髄液還流障害	ストレス
	500万人余		900万人余			約2500万人（60％）

J.
外来血圧・家庭血圧の判断

外来血圧の判断

I． 外来血圧合格者

① 診察室ではない、静かな部屋で4回以上測って、その一番低い最低血圧と脈の値で判断します。

② 外来では、最低血圧が 65～75mmHg で脈数がそれより少し少ない位であれば合格。

最低血圧の正常値下限を 65mmHgにした根拠

1. 最低血圧が65 mmHg以下の人は低血圧症状が出る。

2. 若者や健康な人の外来時最低血圧は、65 mmHgまでである。

最低血圧の正常値上限を 75mmHgにした根拠

1. 最低血圧が75mmHg以上の人は、明らかに血管内プラークが増加している。

2. 若者や健康な人の外来時最低血圧は75mmHg程までである。

最高血圧

65mmHg → ← 75mmHg

120

100

80

合格

50　60　70　80　90　100　最低血圧

拡張期低血圧症　　拡張期高血圧症

当院での30年に及ぶ診察の統計では、外来時の 最低血圧が65～75mmHgの人は
睡眠時血圧も正常になることが分かっています。

◎　昼間の最高血圧値は、その時の緊張度を表しているのであまり問題ではありません。
　　　（家に帰ったら、30mmHg位は下降します。）

※　外来血圧合格者は、眠前血圧も正常です。（夫婦ゲンカをしている日は別です）

※　外来最低血圧異常者は、必ず睡眠直前血圧を測定してください。

③　最低血圧より脈数が多い時　は、脱水　か　カルシウム拮抗剤・利尿剤の使い過ぎです。

外来血圧測定図

令和　年　月　日

　　　　　　　　様

今日の血圧（　　／　　）⑦脈（　　）

①最低血圧より脈数が多い
（脱水・塩分不足）
カルシウム拮抗剤・利尿剤の使い過ぎ！

⑥脈圧（　　）
（上下の血圧の幅）≒心臓の1回拍出量に比例（良い・狭い・広過）
（30～50mmHg）

③収縮期高血圧
（興奮・緊張合いを示す）

◎今でも刻々とあなたの体から膀胱に水分・塩分・カリウム・カルシウム・マグネシウム・リン・カルシウム等が出て行っているのです。つまり、水分だけ無くなっているわけではないのです。
◎漬け物とお茶を1日に7回程、昔の人のように摂取すると安全です。
◎お茶水を飲むと塩分も出ます。必ず、塩分摂取をして下さい。

要 A・ACE・RB阻害剤 を服薬

mmHg
250以上
脳出血 頭痛
興奮気味
緊張気味
物を考えている
200
180　高度高血圧 ステージ2
160
140　高血圧 ステージ1
120
100　正常
80　低血圧
要（Ca拮抗剤を服薬）　最低血圧
50　60　70　80　90　100　110　120　mmHg

要点滴
④収縮期低血圧
めまい・ふらつき
（脳貧血・チアノーゼ・心停止）

⑤拡張期低血圧
(1) 脱水・塩分不足
(2) 血管弾力低下（動脈拡大硬化・大動脈拡大）
(3) 大動脈弁閉鎖不全・狭窄症
(4) 心不全
(5) 気力が無い
(6) カルシウム拮抗剤・利尿剤の使いすぎ

②拡張期高血圧
（血管内腔が狭い→血液の流れが阻害）
頸動脈・腹部大動脈エコーをして下さい。

眠前血圧を4回以上測って、
その最も低い最低血圧が60台で、脈は、その少し下なら合格

1. 正常高血圧（活動時高血圧・眠前正常）
2. 臓器保護剤正常化高血圧（眠前血圧は正常）} 血管内プラーク無し
3. 高度ストレス高血圧（眠前高血圧）
4. 混合高血圧（眠前血圧は正常にならず）} 血管内プラーク有り
5. 血栓高血圧
6. 塩分過剰高血圧（最低血圧100、脈50程）

★静かな部屋で4回以上測ってその一番低い値を記載

拡大

重要

4回以上測って一番低い値を記載

外来血圧が正常枠に入っていれば、睡眠時血圧も正常

①最低血圧より脈数が多い
（脱水・塩分不足）
カルシウム拮抗剤・利尿剤の使い過ぎ！

要点滴
④収縮期低血圧
めまい・ふらつき
（脳貧血・チアノーゼ・心停止）

最高血圧
120　65mmHg　合格　75mmHg
100
80　低血圧　脳梗塞　心筋梗塞
50　60　70　80　90　100　110　120　mmHg　最低血圧

⑤拡張期低血圧
(1) 脱水・塩分不足
(2) 血管弾力低下（動脈拡大硬化・大動脈拡大）
(3) 大動脈弁閉鎖不全・狭窄症
(4) 心不全
(5) 気力が無い
(6) カルシウム拮抗剤・利尿剤の使いすぎ

眠前血圧を4回以上測って、
その最も低い最低血圧が60台で、
脈は、その少し下なら合格

②拡張期高血圧
血管内腔が狭い → 血液の流れが阻害
頸動脈・腹部大動脈エコーをして下さい。

1. 正常高血圧（活動時高血圧・眠前正常）
2. 臓器保護剤正常化高血圧（眠前血圧は正常）} 血管内プラーク無し
3. 高度ストレス高血圧（眠前高血圧）
4. 混合高血圧（眠前血圧は正常にならず）} 血管内プラーク有り
5. 血栓高血圧
6. 塩分過剰高血圧（最低血圧100、脈50程）

II. 拡張期高血圧（75mmHg以上）

1. 正常高血圧（活動時高血圧・眠前正常血圧）
2. 臓器保護剤正常化高血圧
3. 高度ストレス高血圧（終日高度高血圧）　　} 血管内プラーク無し
4. 混合高血圧 } 眠前血圧は
5. 血栓高血圧 } 　　正常にならず　　} 血管内プラーク有り
6. 塩分過剰高血圧 ── 夕方になるほど、最低血圧高値（100くらい）・徐脈（50くらい）
7. 脊髄液還流障害高血圧

III. 拡張期低血圧（64mmHg以下）

1. 脱水・塩分不足
2. 大動脈拡大
3. 大動脈弁閉鎖不全・狭窄症
4. 心不全
5. 気力がない
6. カルシウム拮抗剤・利尿剤の使い過ぎ ・ 飲酒

K.

外来血圧異常者 は

眠前血圧で、 睡眠時高血圧 を見分ける

I.　──── 外来血圧異常者は　眠前血圧を測定する ────

（１）　ベッドに入りかかっている時に測定をします。

（２）　測定時は４回以上測って一番低い最低血圧と脈で判断します。

※　朝の血圧は、
　　　その日の意気込みを推察します。

早朝血圧は、今日はこれをやってあれをやってと頑張ろうと思う日は高くなる訳です。

朝血圧が高くても、眠前が正常であれば全く心配はありません。

【参考】
◇血圧は1日の中でどこまで下がり得るかが重要◇

月		血圧	脈	日 血圧	脈	日 血圧	脈	日 血圧	脈
朝	1回目	135／87	85						
	2回目	128／80	78						
	3回目	122／75	73						
	4回目	118／72	82						
睡眠直前（布団に入る直前）	1回目	124／78	73						
	2回目	118／71	67						
	3回目	110／69	65						
	4回目	108／65	63						

Ⅱ. 眠前血圧判定

① 家庭最低血圧は、病院より10mmHg低いと
考えて下さい。脈はそれと同じか少し少ない
のが正常。

> （最高血圧100mmHg前後、
>
> 　　　最低血圧が60mmHg台、
>
> 　　　　　　脈がその少し下）

② 以上の範囲におさまる日が、週2日以上
あれば一応合格。

※翌朝早く起きなければならない前の晩は血圧は下がらない。

※寝坊できる前の晩は下がるのが普通。

　　1ヶ月中、血圧変化がないのは異常です。

【要注意】　　　最低血圧より脈数が多い時 は
　　　　　　　　　　　　　脱水 を考えてください。

酒を飲んでいる時 や 入浴直後 か、または
カルシウム拮抗剤や利尿剤の使いすぎ です。

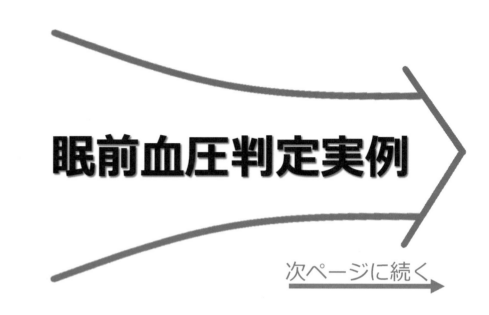

眠前血圧判定実例

次ページに続く

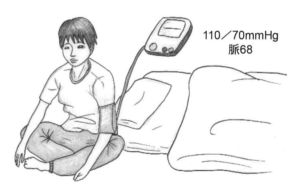

110／70mmHg
脈68

寝る直前の血圧が大事
（4回測って一番低い値で判断）

Ⅲ. 眠前血圧で治療経過をみる。

同じように高血圧治療をしているのに、
　始めは効き過ぎていても
年月が経つ程に効果が乏しくなっていく。

（週単位で眺めるとよく分かる）

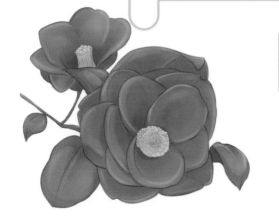

眠前血圧の変化

70歳女性　　カンデサルタン錠(ARB剤)12mg 1T・アムロジピン錠(カルシウム拮抗剤)5mg 1T　朝食後

H23年 2月	20日 血圧	脈	21日 血圧	脈	23日 血圧	脈	24日 血圧	脈	26日 血圧	脈	28日 血圧	脈
1回目	113/69	69	106/67	65	106/69	71	108/69	72	104/73	68	109/66	67
2回目	108/64	65	111/68	67	104/69	68	97/63	67	102/70	66	110/70	70
3回目	117/67	68	112/70	68	104/69	72	103/64	68	108/67	66	108/66	70
4回目	105/69	69	110/68	67	102/65	69	104/868	70	111/73	68	108/69	69

赤枠 3日　青枠 3日

71歳　　カンデサルタン錠(ARB剤)12mg 1T・アムロジピン錠(カルシウム拮抗剤)5mg 1T　朝食後

H23年 10月	15日 血圧	脈	16日 血圧	脈	17日 血圧	脈	20日 血圧	脈	21日 血圧	脈	22日 血圧	脈	23日 血圧	脈
1回目	106/66	69	117/68	60	116/72	64	116/72	64	110/63	71	118/67	64	118/73	68
2回目	102/63	69	117/67	64	120/69	62	113/70	61	106/66	67	117/71	64	109/78	64
3回目	104/63	68	115/68	60	115/73	62	117/68	63	113/66	69	115/69	65	111/68	65
4回目	/61	66	114/69	58	115/70	61	111/67	61	109/64	69	112/69	63	106/66	64

赤枠 5日　青枠 2日

71歳　カンデサルタン錠(ARB剤)12mg 1T・アムロジピン錠(カルシウム拮抗剤)5mg 1T　朝食後

赤枠 4日　青枠 2日

H24年 6~7月	22日 血圧	脈	23日 血圧	脈	24日 血圧	脈	2日 血圧	脈	3日 血圧	脈	4日 血圧	脈	5日 血圧	脈
1回目	122/71	67	113/66	65	117/69	62	116/69	68	101/67	74	106/67	64	109/62	66
2回目	115/68	65	110/67	67	114/70	62	110/71	66	103/62	77	104/67	63	110/64	66
3回目	116/68	63	109/68	66	103/64	59	111/69	67	104/67	75	105/65	61	110/66	67
4回目	109/66	62	110/66	69	109/65	59	115/70	65	97/66	75	108/67	64	111/64	65

アムロジピン 5mg → 2.5mg に減量。

73歳　ロサルタンカリウム錠(ARB剤)100mg 1T・アムロジピン錠(カルシウム拮抗剤)2.5mg 1T　朝食後

赤枠 2日　青枠 1日

H26年 2月	14日 血圧	脈	15日 血圧	脈	16日 血圧	脈	17日 血圧	脈	18日 血圧	脈	20日 血圧	脈	21日 血圧	脈
1回目	118/73	67	125/75	64	116/71	72	125/74	64	118/75	62	122/75	67	116/72	65
2回目	115/74	65	123/76	63	109/69	73	117/71	63	124/75	62	120/75	67	113/69	64
3回目	115/75	66	118/75	61	109/67	75	118/70	63	122/73	63	121/75	66	117/70	66
4回目	118/74	65	123/73	61	107/70	73	119/68	63	119/74	61	117/75	62	116/70	

76歳　　**ロサルタンカリウム錠(ARB剤)100mg 1T・アムロジピン錠(ｶﾙｼｳﾑ拮抗剤)2.5mg 1T　朝食後**

H29 年 3~4 月	27日		28日		1日		3日		5日		7日		8日		
	血圧	脈	血圧	脈	血圧	脈	血圧	脈	血圧	脈	血圧	脈	血圧	脈	赤枠 3 日
1回目	123/70	70	122/73	66	124/79	71	125/71	63	124/72	64	114/74	71	123/73	63	
2回目	118/72	68	124/71	66	122/77	70	122/69	66	128/69	61	116/77	71	124/74	64	青枠 0 日
3回目	116/68	68	123/72	67	124/78	71	118/69	66	128/69	61	116/77	71	124/74	64	
4回目	110/69	69	123/75	65	123/77	71	116/69	66	124/69	63	116/73	73	118/73	61	

76歳　　**ロサルタンカリウム錠(ARB剤)100mg 1T・アムロジピン錠(ｶﾙｼｳﾑ拮抗剤)5mg 1T　朝食後**

H29 年 6 月	14日		15日		17日		18日		19日		23日		26日		
	血圧	脈	血圧	脈	血圧	脈	血圧	脈	血圧	脈	血圧	脈	血圧	脈	赤枠 0 日
1回目	110/75	73	112/72	70	114/76	73	121/77	71	117/75	71	115/70	68	105/73	70	
2回目	101/72	71	116/75	70	106/75	71	121/77	70	117/76	71	114/73	70	112/76	75	青枠 0 日
3回目	111/76	70	110/71	68	118/76	72	122/78	71	112/73	72	114/74	70	108/72	72	
4回目	111/75	69	112/74	69	121/71	70	115/76	71	118/75	72	114/72	69	114/74	72	

6年目、暑くなった6月でも合格血圧無し。

ARB 剤 → ACE 阻害剤 に変更。　効果有り。

78歳　　テモカプリル塩酸塩錠(ARB剤)4mg 1T・アムロジピン錠(カルシウム拮抗剤)5mg 1T　朝食後

H30 年 8~9 月	30日 血圧	脈	1日 血圧	脈	2日 血圧	脈	4日 血圧	脈	5日 血圧	脈	7日 血圧	脈	8日 血圧	脈
1回目	119/77	68	115/74	70	117/75	68	106/70	69	120/73	58	116/73	60	118/73	62
2回目	119/76	68	117/75	71	111/74	71	117/71	70	123/74	57	18/70	58	115/72	62
3回目	112/74	67	113/74	70	113/73	70	117/73	69	116/74	59	116/69	57	114/73	61
4回目	114/74	61	109/73	70	112/73	68	108/70	67	120/73	57	115/69	58	112/73	61

赤枠 1日

暑い日々なのに、合格は週 1 回

※　ARB 剤 よりも ACE 阻害剤 の方が、少し効果があるか。（正常な眠前血圧になる日が週に 1 日出来た）

78歳　　テモカプリル塩酸塩錠(ARB剤)4mg 1T・アムロジピン錠(カルシウム拮抗剤)5mg 1T　朝食後

R1 年 5 月	17日 血圧	脈	19日 血圧	脈	21日 血圧	脈	24日 血圧	脈	26日 血圧	脈	28日 血圧	脈	30日 血圧	脈
1回目	115/70	68	116/73	67	110	71	121/74	68	117/72	61	123/76	63	112/74	63
2回目	109/72	66	113/75	66	108/73	67	122/73	65	116/73	60	122/74	63	114/73	63
3回目	111/76	70	112/74	66	106/73	69	116/73	63	115/72	59	118/73	62	120/74	64
4回目	109/69	63	112/73	64	109/72	68	118/72	61	116/72	58	116/75	62	115/73	63

赤枠 1日

L.

眠前血圧異常者

= ABPM 測定**必要**

ストレスを強く感じている人や動脈血管プラークのある人は、

睡眠時も最高血圧・最低血圧ともに、なかなか下降しません。

睡眠時 ABPM 測定をして、異常者はそれなりに強力に対処して下さい。

眠前血圧異常者 ⟶ ABPM(24時間自由行動下血圧測定)を

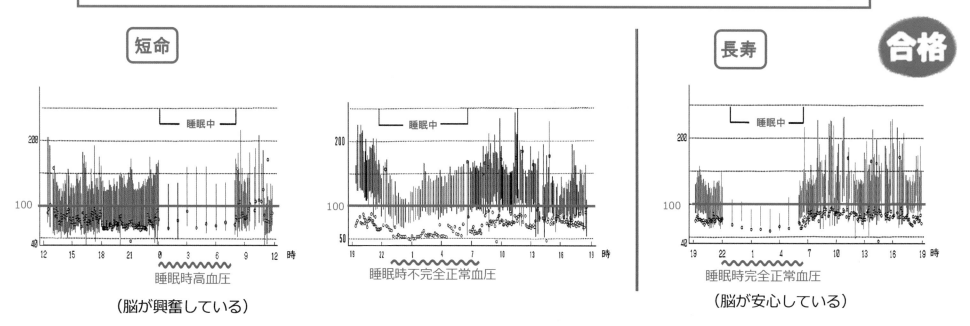

| 短命 | | 長寿 | 合格 |

（脳が興奮している）　　　睡眠時高血圧　　　睡眠時不完全正常血圧　　　睡眠時完全正常血圧　（脳が安心している）

特に夜間、睡眠中に正常血圧になっていなければ、頸動脈・腹部大動脈のエコー検査をする。
あらゆる手段で、睡眠時正常血圧になるように努力する。

⟶ 次ページ以後を必ず実行すること！

M.
脳・心・足梗塞の原因と
降圧剤の特徴

Ⅰ.【 脳・心・足、梗塞の原因 】

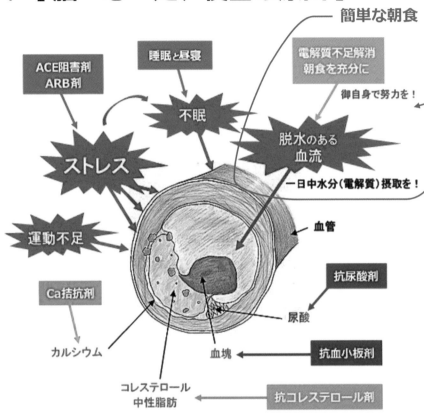

簡単な朝食

電解質不足解消
朝食を充分に

御自身で努力を！

睡眠と昼寝

ACE阻害剤
ARB剤

不眠

脱水のある
血流

ストレス

一日中水分（電解質）摂取を！

血管

運動不足

抗尿酸剤

尿酸

Ca拮抗剤

カルシウム

血塊

抗血小板剤

コレステロール
中性脂肪

抗コレステロール剤

① 何といっても十分な睡眠。早寝早起きして、太陽に合わせた生活をすることが大変重要です。加えて14時までに 30分程度の昼寝 をしておくと、認知症を発症するリスクが大きく下がると言われています。

② 簡単な朝食は絶対にダメ！　1kg以上は食べなきゃ！！

脱水によって血液の濃度が上がると、血管内に血栓が出来て梗塞の危険性が高まります。寝ている間にも1kg以上の水分が体から排出されるので、朝食でしっかり電解質液を補充する必要があります。夕食から翌日のお昼までは17時間程。その間に何度も排尿するので、2～3時間ごとに漬物とお茶を摂りましょう。

便秘＝脱水 ＝脳梗塞・心筋梗塞！

③ 毎食後に15分以上走る！　特に夕食後。出来れば1万歩走ったり歩いたりしましょう。

④ ストレスを取り除くことが大切です。後述（P144～145）のストレス回避策を参考に、いきいきと過ごしましょう。

⑤ 血管内のカルシウム沈着による頑固な石灰化は、シュウ酸カルシウムによるものが80%。お茶・コーヒー・野菜・果物等を始めとして、食べ物にはシュウ酸が含まれています。

シュウ酸が腸管から血液に吸収されると頑固な血管内石灰化が起こり、腎臓に石が出来やすくなります。

シュウ酸を排出しやすいよう食事を工夫し(146ページ)、血管内に取り込まれるシュウ酸を少なくすることが大切です。

⑥ 血中のコレステロール増加も問題です。肉汁・バターの摂取を避け（パンにはバターが多く含まれています）、食後にはジョギングを40分以上して下さい。

まずは、服薬が必要です。（スタチン系 + エゼチミブ系）

簡単な朝食が大きな病気を作る　朝食　と　脱水

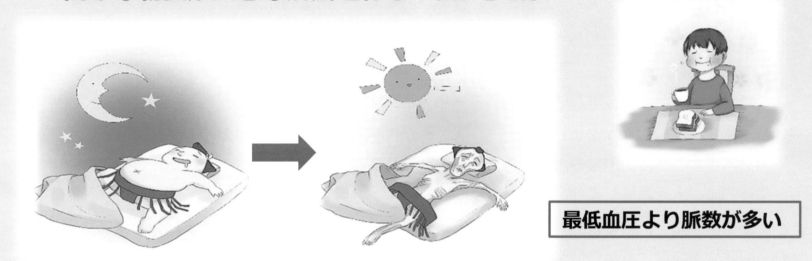

最低血圧より脈数が多い

　夕食後の体重と、起床して排尿した直後の体重は、1kg～1.5kg も減っています。この差が夜中に体から出た水分量です。夕食から次の日の昼までは 17 時間もあります。その間に何回排尿するでしょうか？
　朝食がパンとコーヒー位では、消失した水分（電解質液）を充足することは全く不可能です。排尿 1 回分の水分量すらも補えません。
　この簡単な朝食が脂質・血球・尿酸等全てを濃くして血栓を作り、脳梗塞や心筋梗塞等様々な病気を引き起こす原因になります。

④ の説明　ストレス回避策

① 何といっても睡眠。早く（午後8〜9時）、たくさん寝る。また 午後2時までに30分以内の昼寝。 良く寝れば良いアイデアも浮かび、良い仕事が出来ます。希望も見えます。

② 日中は、特に体をがむしゃらに動かして活動して（日中高血圧）、 気持ちよく疲れて良く眠れるようにすること。♪

③ 話し難いことでも、誰かに話を聞いてもらうと気が楽になります。

④ 友達（特に親友）を増やしましょう。人に心から感謝をすること。 自分自身がニコニコ出来るように努力すると、人が集まります。 積極的に、人を喜ばせる発言をしましょう。

⑤ 仕事中も楽しい音楽を聞きながら働くと、緊張が和らぎます。

⑥ 落語や漫才など、楽しいテレビを見ましょう。

⑦ カラオケなどで、自分が歌いましょう。お風呂で歌うと良いですよ。 （唇に歌を。心に太陽を？）

⑧ 夕方に、鼻歌まじりで30分以上ジョギングをする。良く眠れ、心と体がほぐれます。

⑨ 夕方に運動、特に球技をする。仕事を忘れ、体と心がリフレッシュされます。

⑩ 旅行をする。非常に有効です。

⑪　踊りや祭りに参加しましょう。阿波踊りやフラダンスが良いですね。

⑫　子どもや孫と遊んだり、動物と遊びましょう。

⑬　趣味を楽しみましょう。

⑭　太らない程度に、美味しいものを食べに行くことも良いことです。

⑮　おにぎりを作って、見晴らしの良い場所へ
　　ピクニック・ハイキングに出かけましょう。

⑯　寺社参り、お墓参りをしたり、お経を唱えてみましょう。
　　　　　　　　　　　　　　　　　　　　　（心が休まります。）

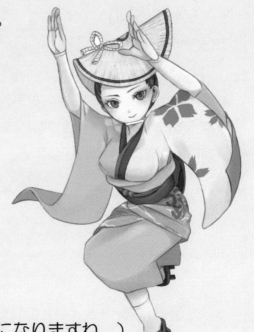

⑰　両手を合わせてお祈りをしたり、おまじないをしましょう。

⑱　巡礼をする。（良い運動になるし、心も休まる。）

⑲　悟りを開くことです。
（例えば自分の生活は平安時代の貴族よりも豊かだと考えれば、気が楽になりますね。）

⑳　コンスタントな生活は飽きてストレスを生みます。適切に変化させて、
　　　　　　　　　　　　　　　　　　　　心躍る生活にすることが大切です。

㉑　常にストレスを克服し、日々意欲を持って生活しましょう。

㉒　日記をつけましょう。

2.　ACE 阻害剤・ARB 剤・時に少量のカルシウム拮抗剤を加え、併用する。

（P153〜161 をご覧ください）

3.　梗塞原因を徹底的に除去する。(P148 以降の事柄を必ず実行すること。)

　石灰化を防ぐためには、3 食ともドレッシングの気持ちで少量ずつ牛乳（出来れば低脂肪）やヨーグルト等、カルシウムを多く含むものを一緒に食べて下さい！

　そうすれば腸管内のシュウ酸と結合してシュウ酸カルシウムとなり、便となって排出されます。それによって、血液の中に入っていくシュウ酸が減少します。

　ブルガリアの人が肉や魚にヨーグルトをつけて焼くように、ドレッシングの気持ちで食べてみて下さい。
　お茶もコーヒーも、ミルクティー・ミルクコーヒーですよ！

① **カルシウム**（牛乳製品※
　出来れば低脂肪）を**食事中に**
　ドレッシングの**気持ち**で**少量**摂取

② 脂肪の摂取制限

③ 牛乳製品は尿酸値も下げる

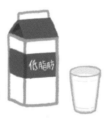

・ **ヨーグルト**
・ **牛乳**

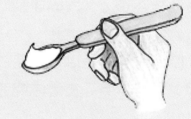

を、食事中に ＋
（食事にまぜること！）

Ⅱ. 降圧剤とは

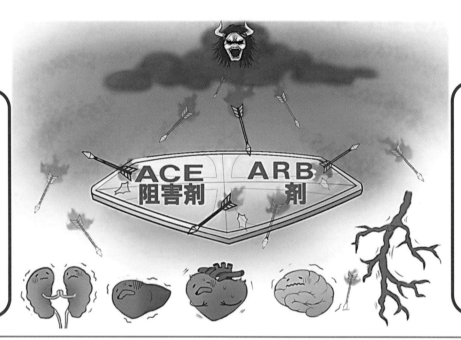

1．ACE阻害剤(臓器保護剤)
　（不整脈も治し得ます。）

・テモカプリル（エースコール）
・アデカット
・タナトリル
・コナン
・コバシル　　　　　　　　　等

2．ARB剤(臓器保護剤)

・ロサルタン（ニューロタン）
・カンデサルタン（ブロプレス）
・バルサルタン（ディオバン）
・ミカルディス
・アジルサルタン（アジルバ）
　　　　　　　　　　　　　等

○　1と2ともに各臓器のストレスを緩和してくれますので、"臓器保護剤"と言われます。

○　緊張を和らげる結果血圧が下降するだけですので、　血圧が下がり過ぎることは起こりません。
　低血圧の人にも使うことが出来ます。

○　服用していない人よりも、長生きするということが世界的統計で認められており、５０歳以上に
　なったら服薬している方が安全です。

○　体全体も少しストレスが減るために、眠りやすくなる長所があります。

△　ACE阻害剤は副作用として、咳が出ることがあります。また、喉頭部の違和感が出ることがあります。

3. 低血圧者にも ACE 阻害剤を投与

活動時に少量のACE阻害剤投与。
　活動時の緊張による疲れにより、夕方に低血圧をきたして過労感が強かったが、投薬によって過緊張も取れて夕方に低血圧をきたすこともなくなった。

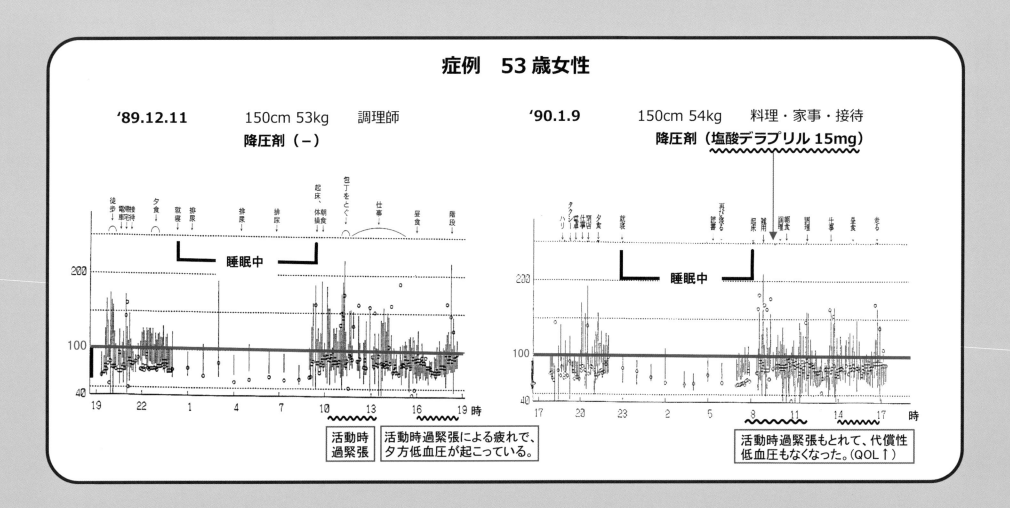

症例　53歳女性

'89.12.11　　150cm 53kg　調理師
降圧剤（－）

'90.1.9　　150cm 54kg　料理・家事・接待
降圧剤（塩酸デラプリル 15mg）

活動時
過緊張

活動時過緊張による疲れで、夕方低血圧が起こっている。

活動時過緊張もとれて、代償性低血圧もなくなった。(QOL↑)

4. ACE阻害剤は不整脈を治す

※　ACE阻害剤は不整脈を治し、腎臓や心臓・血管・脳などの臓器保護作用が認められているため、脳疾患・腎疾患・糖尿病・心不全・脳循環不全など種々の疾患を有する患者さんに適しています。
　　まれに空咳や咽頭部の不快感などの症状が出る場合があります。これは副作用と捉えなくても、去痰しやすくしているのであるとも考えられます。

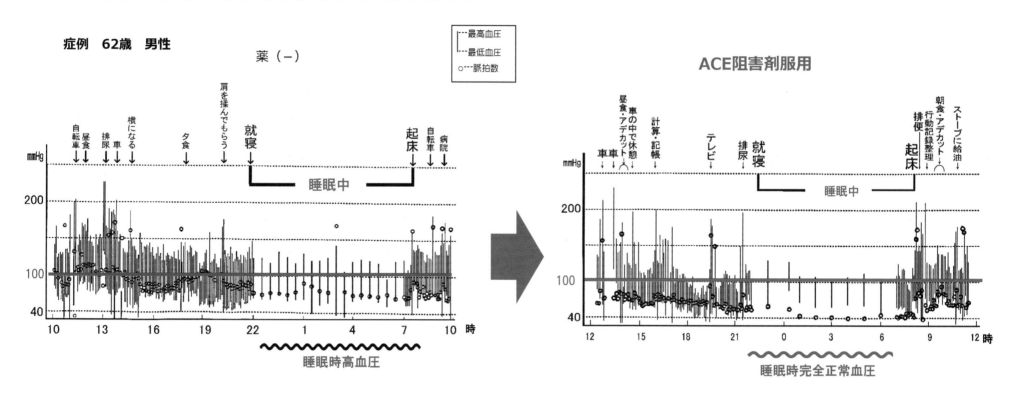

5. 血圧が低い人でもARB剤・ACE阻害剤投与で二段脈解消

症例① 多発性心室期外収縮の患者にＡＲＢ剤投与で正常化

血圧が低い人でも、多発性心室期外収縮の患者にARB剤投与によって心電図が正常化し、
QOLは良好。ストレスで期外収縮を起こしていたことが分かる。

48歳　男性　　① 投与前

いつでも二段脈

② 投与後

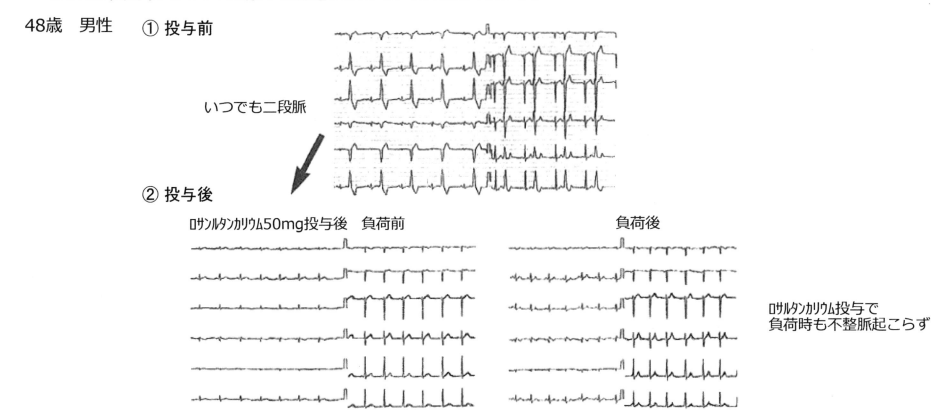

ﾛｻﾙﾀﾝｶﾘｳﾑ50mg投与後　負荷前　　　　　　　　　　　　負荷後

ﾛｻﾙﾀﾝｶﾘｳﾑ投与で
負荷時も不整脈起こらず

症例② ロサルタンカリウム（ARB剤）・ 症例②コバシル（ACE阻害剤）投与により 心室性・上室性不整脈解消

49歳　女性 (151cm　46kg) 主婦

臓器保護剤の投与により、以前まであった不整脈がなくなり
新聞配達がどんどん出来るようになった症例

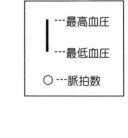

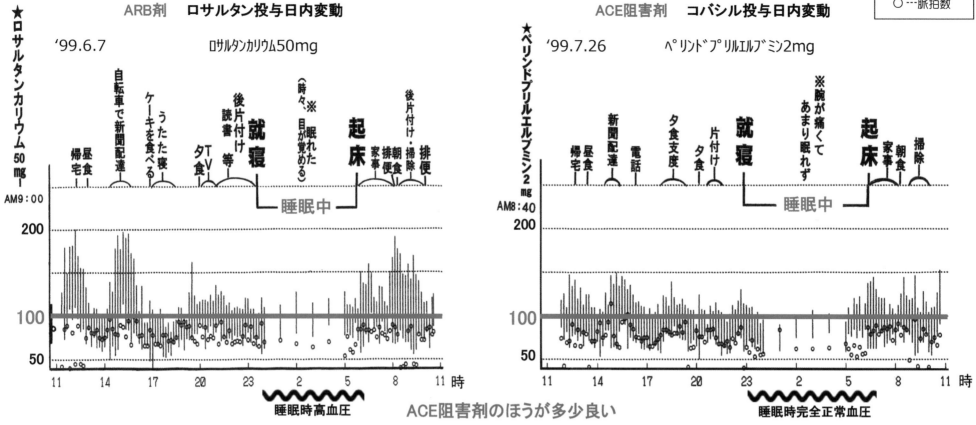

ARB剤　ロサルタン投与日内変動

'99.6.7　　ロサルタンカリウム50mg

ACE阻害剤　コバシル投与日内変動

'99.7.26　　ペリンドプリルエルブミン2mg

睡眠時高血圧　　ACE阻害剤のほうが多少良い　　睡眠時完全正常血圧

6. カルシウム拮抗剤（**血管拡張剤**）

・アムロジピン（ノルバスク）　・ニフェジピン（アダラート）　・カルブロック

・アゼルニジピン　・塩酸ベニジピン　等

●"**血管拡張剤**"といわれ、脳血管・心冠動脈をはじめ全身の血管を拡大します。それでも硬くなった血管は中々拡がらず、顔の血管等の軟らかい血管ばかり拡がりやすくなります。

症例①【84歳　女性】

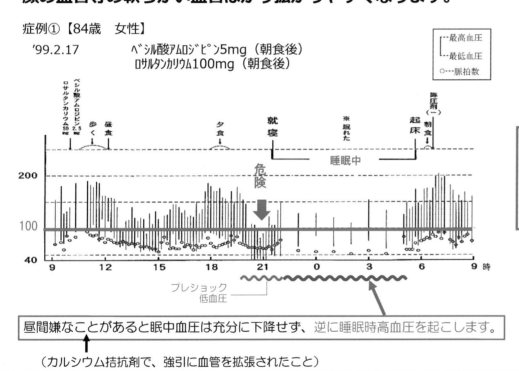

（カルシウム拮抗剤で、強引に血管を拡張されたこと）

　血流を良くしますが血圧を下げすぎることがあります。体にとっては強引に血管を拡張された、すなわち嫌なことをされたと感じているので、その夜は睡眠時高血圧を起こします。

　起立時など、血管をキュッと締めて血圧を上げなければならない時にそれが出来ず、脳貧血を起こしてしまいます。

　特に、夏場は注意！
　　（中でも高齢者は、要注意です！）

昼間嫌なことがあると眠中血圧は充分に下降せず、逆に睡眠時高血圧を起こします。

【参考】① カルシウム拮抗剤による、反発性睡眠時高血圧

アムロジピンを中止したほうが睡眠時完全正常血圧となる

症例② 62歳 女性

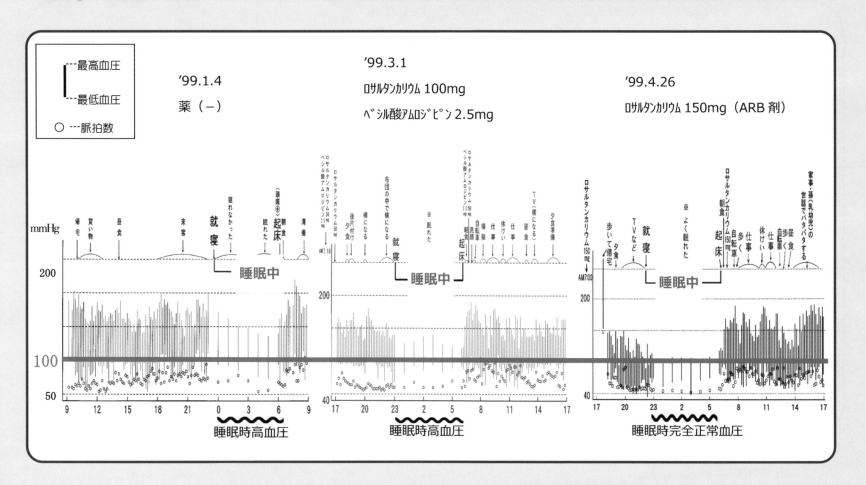

症例③　ごく少量でもカルシウム拮抗剤を加えると睡眠時血圧が上昇

84歳　女性

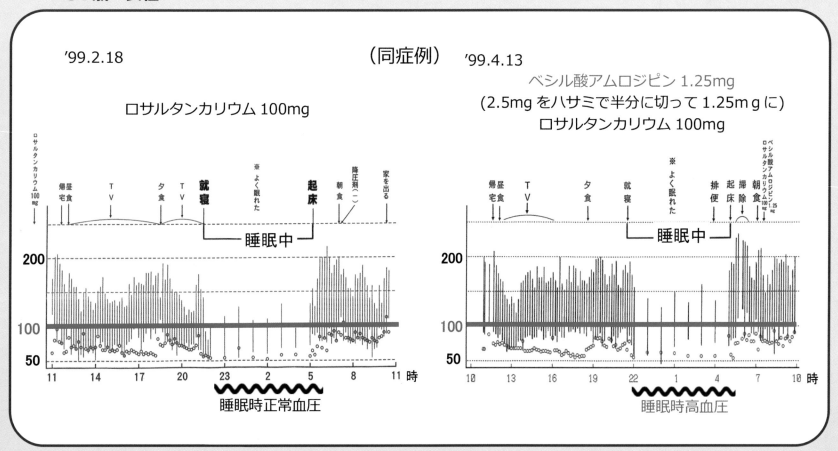

'99.2.18　　　　　　　　　　（同症例）　'99.4.13

ロサルタンカリウム 100mg

ベシル酸アムロジピン 1.25mg
（2.5mg をハサミで半分に切って 1.25mｇに）
ロサルタンカリウム 100mg

睡眠時正常血圧　　　　　　　　睡眠時高血圧

【参考】②　一万歩/日で投薬より効果あり

一万歩以上歩くと血圧は下がる

症例④　75歳　男性（162cm　71kg）

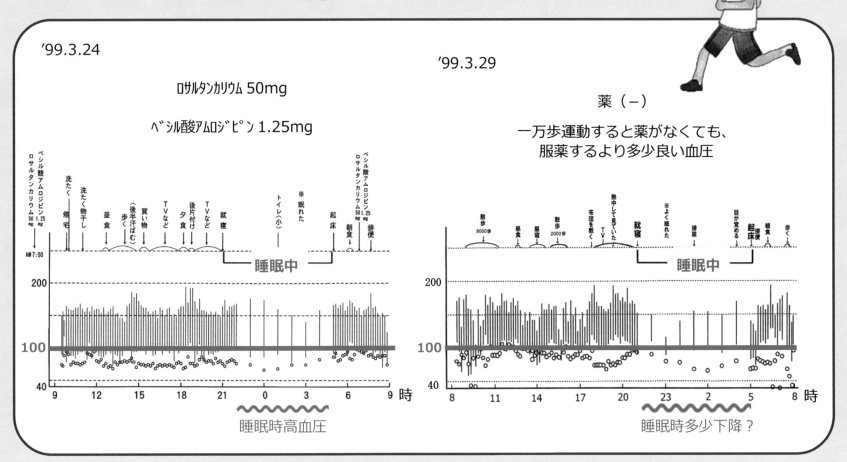

'99.3.24

ロサルタンカリウム 50mg

ベシル酸アムロジピン1.25mg

'99.3.29

薬（−）

一万歩運動すると薬がなくても、
服薬するより多少良い血圧

睡眠時高血圧

睡眠時多少下降？

Ⅲ. 投薬方法による高血圧変化

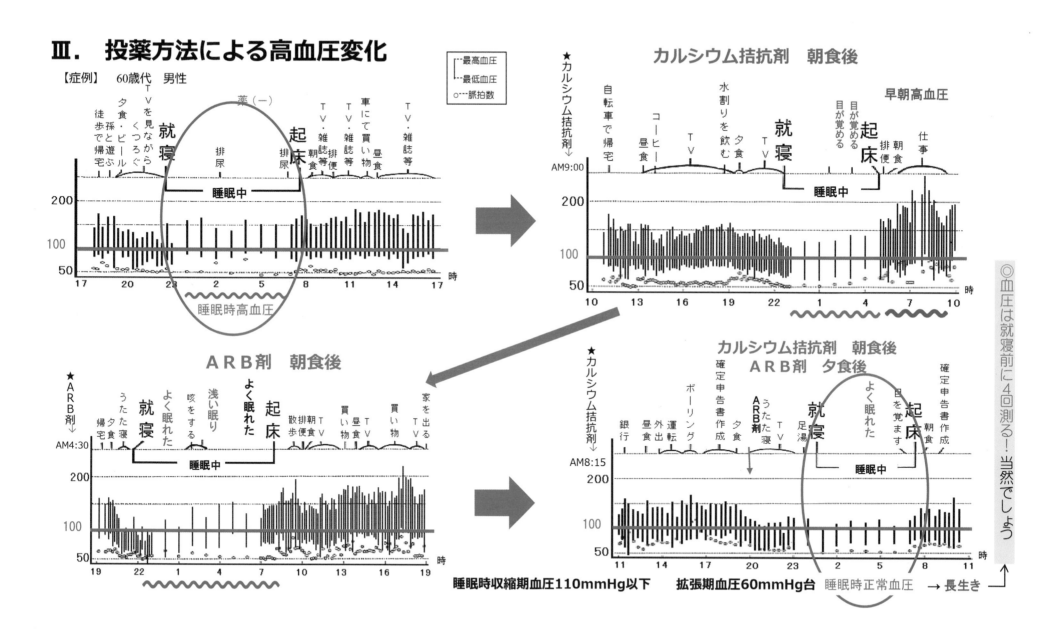

【症例】　60歳代　男性

薬（一）

睡眠時高血圧

カルシウム拮抗剤　朝食後

早朝高血圧

ＡＲＢ剤　朝食後

カルシウム拮抗剤　朝食後
ＡＲＢ剤　夕食後

睡眠時収縮期血圧110mmHg以下　　拡張期血圧60mmHg台　睡眠時正常血圧　→長生き

◎血圧は就寝前に４回測る！当然でしょう

【医学会は統計(エビデンス)だけを見て、人を見ていない。】

　私の恩師は、降圧剤や特に利尿剤(塩分を体から出す)を服薬していると一日中しんどくて元気が出ないと仰っていました。これはただ単に、血圧を下げると人間の各臓器に充分な量の酸素と糖が行き渡らないということ。そして利尿剤は体から塩分が無くなるので元気が出なくなるということを意味するでしょう。

　ところでWHOや学会は、基幹栄養素である塩の摂取を1日5g～6gにせよとのこと。平均寿命が世界一の日本人は1日あたり15gの塩を摂取してきたのに、その三分の一の5gの方が長生きになると統計(エビデンス)から言えると唱えています。塩分、今の三分の一ですよ！体重が2倍あれば塩分も2倍必要でしょうし、力仕事をすれば更に何倍も必要になるでしょう。

　それを唱える医師が、ご自身で1年間日々5gの塩分摂取で健康に生活して下されば、私は本当に脱帽致します。さもなければ、医学会はEBM(エビデンスに基づく医療)の落とし穴にはまり込んでしまっていると私は感じますが、いかがなものでしょうか。

エビデンス(統計)の落とし穴

1.　『沖縄県民は塩分摂取量が一番少ないので、日本一の長寿』と学会は唱えていたが？

　しかし、その後沖縄県は男性が36位にまで転落しています。これは、塩分摂取量は寿命に影響しているとは言えない結果ではないかと思いますが、学会からは納得のいく理由は発表されていません。

　減塩を唱えていた人たちは、どうして説明をしていただけないのでしょうか？

2. 2002 年に長寿 1 位であった長野県の塩分摂取量は 1 日あたり 14.7g でしたのに！

47 都道府県の中で 5 番目に塩分摂取量が多いのです。すなわち長野県より塩分摂取量が少ない県が 42 都府県もあるのですよ！　なぜ、長野県よりも長寿にならないのでしょうか。

減塩で長寿になるなどという話には全くならないのではないでしょうか！

3. NHK ラジオの『健康ライフ』でも、4 日に 1 回以下しか排便がない人は狭心症・心筋梗塞で死亡する人が 1.45 倍、脳卒中で死亡する人は 2.19 倍だと放送されていました。その理由は？

便秘の人は排便時に力むので血圧が上昇して死亡率が上がるというご説明でしたが、本当でしょうか？道路で自転車に乗っている子どもでも、最高血圧は 200mmHg は超えていますよ！排便時は、力んでも 170〜180mmHg 程です。

便秘とは脱水、即ちミネラル(電解質)不足ということであって、大腸の内視鏡検査をする時には電解質液(塩分水)を 5ℓ前後飲んでいただきますと、腸の中は空っぽになります。

ですから、便秘＝脱水＝塩分水不足 ということでしょう。そうなると、塩分が不足していると梗塞になるよということではありませんでしょうか。

脱水を起こしていると、血球や血小板・血色素・脂肪類等が濃くなるので、血管内に血栓が出来やすくなるため各所に梗塞が起こりやすくなると考えるべきだと思いますがいかがでしょうか。

要するに、脱水即ち塩分水の不足が、諸悪の根源ではないかと考えます。

4.　おにぎりに塩を使わずに食べさせていたらあまり美味しくないので体重が減った。そしたら長生きした。

　　"やはり、塩が寿命を縮めていたと言える" と言っているのと同じように、**イギリスではパンの塩分を少しずつ減らして 20%減塩したら長生きした人が増えたとのこと。**

　　塩が寿命を縮めていたのではなく 食べ過ぎていたのが是正出来たからでしょう。 したがって塩分は食欲を増進して元気の源になる、大切で有難い物質ということになりますね。

　　パン食で塩分を減らしたらあまり食べないので、肥満が解消されたために長生きしたのであって、塩が短命にしていた訳ではないと考えられませんか。

　　イギリス以外のヨーロッパ諸国では、パンが売れなくなって失敗してしまって、統計がとれなかったそうですよ。

5.　医学会は塩分摂取を 1 日 6g にせよとのこと。

　　日本人は 1 日 15g 摂取してきましたが、世界一の長寿国です。それを何故
三分の一程の 6g の方が長生きになるなどといわれるのか。極端な考え方ではないでしょうか。

　　"ありえない" としか考えられません。大局的にみれば、無謀な考えだと思います。

　　血圧の診方（みかた）もそうです。血圧測定は 4〜5 回は測らないと落ち着いた値にならないのに、1 回か 2 回測定しただけの値で Evidence を出して議論をしているのが現状です。

　　しかも血圧は動脈硬化で上がる時もあれば、ストレスによって上昇(60%)することもあるし、塩分過多で上昇(10%)している場合もあります。それらを区別せずに十把一絡げ（じっぱひとから）に減塩減塩といって治療して、ただ血圧を下げろ下げろです。嬉しくて血圧が上がっている場合もあるでしょうに。

　　世の中が減塩減塩と騒ぎ立てるので、電解質(塩分)が少なく最低血圧より脈数が多い人まで減塩してしまい、脳貧血や熱中症を起こしてしまう人が大変多い時代だと感じています。減塩は時と場合ということもあるでしょう。どうか現実を直視していただきたい。

　　最低血圧が高くて(100mmHg 位)、脈数が少ない(50 回位)時だけ、**減塩することにしていただけないでしょうか！！**

6.　NHK が「アフリカのマサイ族の毎日の食事は、ミルクを飲むだけで他には食べない。塩分も 2L のミルクに含まれる 2g しか摂っていない。このように、塩分摂取が少ないので長生きなのだ」と力説放送していた？

しかしミルク以外食事をしないといっても、水は飲むでしょう。アフリカの水は硬水で、塩分を多く含んでいるのではないでしょうか。

それよりもミルクは完全食品で、動物の子どもが育つ栄養を全て持っているわけですから、栄養不足が起こらないと考えます。それによって、元気で長生き出来るということではないでしょうか。また部落全員が毎日ミルクを 2L も飲めるということは、精神的に穏やかな生活が送れるのでしょうね。精神的影響の方が、減塩より大事ですからね。

それよりもびっくりしたのは、マサイ族の平均寿命は 40 歳から 45 歳であること。中には 100 歳くらいまで生きている人もいるというだけのことが本当の話のようです。

100 歳を超えて生きている人がいるというのは世界中どこにでもある話で、何もNHKが特別に取り上げて放送するような内容ではないのではと感じます。減塩した方が長寿であると言いたいためのこじつけ話なのではないでしょうか。

7.　睡眠時間が短い人は肥える？　　　・・・エビデンス

これは合っている・・・？　もっともらしい説がまかり通っている現状です。

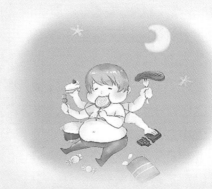

睡眠時間が短い人は寝るのが遅い人ですから、夕食が遅い。お腹がすききってから食べると美味しいのでいくらでも食べられるし、遅い時間だとすぐに寝てしまう。その結果、栄養は使われずに体の中で脂肪となって蓄えられるため肥満が助長される。

したがって、眠る時間が短いので肥えるのではなく、夕食を食べるのが遅いから肥えると結論されるべきでしょう。

8. 血圧を下げるにはバナナを食べろ？

　ナトリウム・カルシウムは血圧を上げるが、カリウム・マグネシウムは血圧を下げます。

　ある教授が「カリウムを多く含むのはバナナだ」と発言されましたので、それを聞いた医師たちが皆一斉に「バナナはカリウムを多く含む。血圧を下げるにはバナナを食べろ！」と言い始めて全国に広まりました。
　しかし本当のところは、カリウムを多く含む食物はまず１番に海藻類であって、次にお茶類です。果物はそのまた下なのです。
　日本の医師にとって、目上の人の言葉は神様の言葉なのですね。しかし医学は科学です。
　この風習は改めねばと思いますが、如何でしょうか。

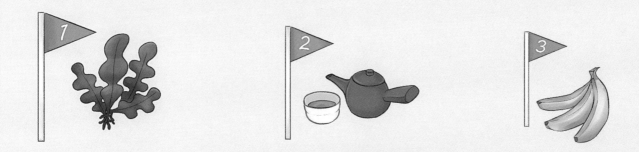

　・・・このように、医学会は基本的なことで大変な誤りを犯しているということ。
　減塩を唱える医師は、自ら１日５〜６ｇの塩分で１年生活をしてみてから、結論していただきたく思いますが如何でしょう。

東北地方は漬け物ばかり食べるから短命 …これ本当？

　昔は"間引き"そして"姥捨て山"を行なわなければならなかった東北地方、そして長野県では、せめて電解質液の源である漬け物とお茶を摂取しなければ死ぬしかなかった状況を察すれば、塩分が寿命を縮めたなどという発言は恥ずかしい限りです。

　寒さと飢えで、血圧は四六時中 200mmHg を超えていたでしょう。
　私はこの事を考えると、いつも涙が出ます。

"間引き"というこれ以上ないストレスに加えて、飢えと寒さ。想像してみて下さい。
　この中で生きていかねばならない状況下で、極端な貧困によって塩だけでも舐めなければ生きていけなかった世の中で、塩が悪さをしたと考える現代人がいることがとても悲しいです。

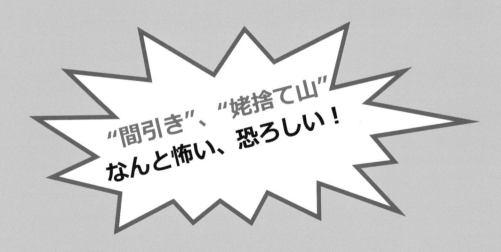

"間引き"、"姥捨て山"
なんと怖い、恐ろしい！

アレルギーは、ストレスとの闘い！

アレルギー症状は抗原よりもその人の元気さで決まる

Ⅰ．大きなストレスは全抗体価（RAST値）を10倍以上に跳ね上げる（花粉も食物も同時に悪化）

‼ この表見て見て！　世界でも極めて貴重な症例 ‼

1. ストレスにより抗体価が跳ね上がる〈花粉も食物も〉

    （RAST…抗体価　IgE…アレルギー反応の度合い）

2. 今まで抗体価が異常ではなかった項目でも、ストレスによって抗体価が出現・上昇。また、元気になると消えていくものもある。

テレビ放映された　　　　　　　　　　　　　　【Y.A　68才 男性】

基準値：～0.34Ua／ml

項目名称	2005/3/28	大盗難に遭う	2005/5/20	2005/6/20	2005/7/20	2005/8/20	2005/9/20	2005/10/20	2005/11/21
すぎ	6.90↑		87.90↑	51.60↑	38.80↑	37.20↑	29.90↑	27.90↑	24.80↑
ヒノキ	1.22↑		20.00↑	13.10↑	8.33↑	7.37↑	8.22↑	6.60↑	
はるがや	0.73↑		10.90↑	6.78↑	5.26↑	4.02↑	4.54↑	3.69↑	3.69↑
ぶたくさ	0.74↑		9.98↑	6.00↑	4.70↑	3.99↑	4.05↑	3.68↑	3.29↑
ハウスダスト	2.05↑		6.47↑	4.38↑	3.58↑	2.69↑	2.97↑	2.69↑	2.93↑
米	0.75↑		12.40↑	6.67↑	4.89↑	4.02↑	4.02↑	3.47↑	3.73↑
そば	0.82↑		12.50↑	6.80↑	4.90↑	4.24↑	4.45↑	3.82↑	3.62↑
大豆	0.58↑		9.65↑	5.44↑	3.96↑	3.33↑	3.50↑	2.84↑	2.79↑
トマト	0.73↑		11.50↑	6.29↑	4.62↑	3.83↑	4.29↑	3.39↑	3.58↑
にんじん	0.74↑		11.30↑	6.64↑	5.09↑	4.16↑	4.41↑	3.34↑	3.47↑
オレンジ	0.63↑		10.30↑	5.14↑	4.13↑	3.32↑	3.31↑	3.11↑	3.19↑
じゃがいも	0.72↑		12.50↑	6.39↑	4.98↑	3.99↑	3.98↑	3.23↑	3.42↑
バナナ	0.59↑		10.20↑	5.56↑	4.00↑	3.55↑	3.14↑	2.41↑	2.60↑

いずれも10倍以上上昇　　基準値：～170IU／ml

項目名称	2005/3/28		2005/5/20	2005/6/20	2005/7/20	2005/8/20	2005/9/20	2005/10/20	2005/11/21
IgE	494↑		1089↑	729↑	688↑	719↑	715↑	688↑	642↑

基準値：～0.34Ua／ml

項目名称	盗難前		2005/5/20	2005/6/20	2005/7/20	2005/8/20	2005/9/20	2005/10/20	2005/11/21
イワシ	LT0.34	出現→2ヶ月で消失	0.49↑	0.36↑	LT0.34	LT0.34	LT0.34	LT0.34	
アジ	LT0.34	出現→1ヶ月で消失	0.36↑	LT0.34	LT0.34	LT0.34	LT0.34	LT0.34	
カレイ	LT0.34	出現→1ヶ月で消失	0.35↑	LT0.34	LT0.34	LT0.34	LT0.34	LT0.34	
サバ	LT0.34	出現→消失→出現	0.69↑	0.42↑	0.41↑	0.38↑	LT0.34	0.46↑	
キウイ	LT0.34	出現→	4.13↑	2.89↑	1.94↑	1.61↑	1.27↑	1.04↑	1.21↑
α-ラクトアルブミン	LT0.34	出現→1ヶ月で消失		0.35↑	LT0.34	LT0.34	LT0.34	LT0.34	
羊肉	LT0.34			0.53↑	LT0.34	LT0.34	LT0.34	LT0.34	
モールドチーズ	LT0.34	出現→1ヶ月で消失		0.56↑	LT0.34	LT0.34	LT0.34	LT0.34	
カカオ	LT0.34			0.51↑	LT0.34	LT0.34	LT0.34	LT0.34	
イヌ皮屑	LT0.34	出現→		0.55↑	0.48↑	0.39↑	0.41↑		

大盗難

このようなびっくりデータが判明したのは、

（1）　これは筆者の例ですが、毎月RASTを測定していたこと。（他には例を見ない）

（2）　テレビ放送もされる程の大盗難という、誰が見ても大きなストレスと分かる事件が発生したこと。

（3）　しかもその変化が10倍以上であったこと。（文句のつけようがない変化）

（4）　花粉だけではなく、食品に至るまで全てが同時に上昇したこと。

（5）　今まで異常でなかった項目が、多数上昇したこと。

　　　等を勘案すると、極めて意味も重みもあるびっくりデータということになると考えます。
　　　以上のことから、ストレスはアレルギーにも多大な影響を及ぼすということが判明しました。

3.　抗体価は月によって、年によって大きく変わる
（知らない人が多い）

もちろん、スギ以外も全て同じような変化です。

《 スギ 月別・年別 RAST変化 》　　　【Y.A　男性】

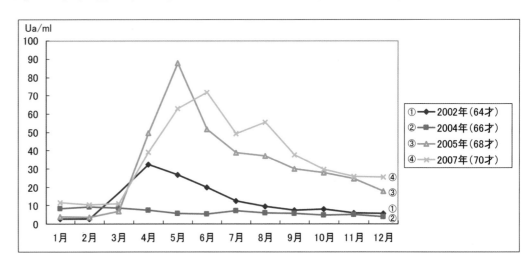

175

Ⅱ．元気さは抗体価を下げる

　３年間を比べると、心身が元気な時は花粉飛散量が最多の年でも抗体価は最低。飛散量が最低の年でも、ストレスが強いと抗体価は最大となる。

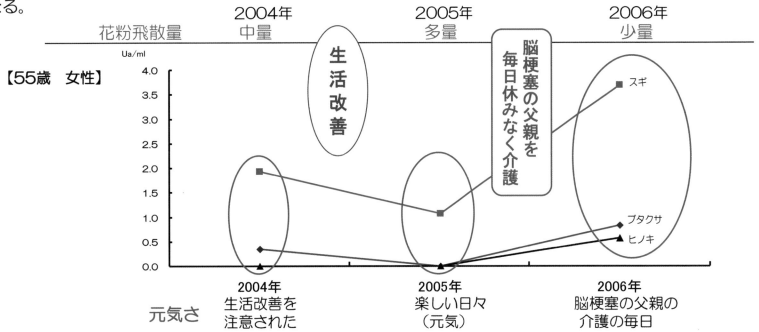

　２００５年は花粉の飛散量が非常に多かったのですが、この方は前年に当院で生活改善を指摘され、改革して日々元気に過ごされていたので抗体価は前年より下がり、軽い症状ですみました。ブタクサは０値に、スギも1/2値に減少しています。

　翌２００６年は花粉の飛散量は大変少なかったのですが、父親が脳梗塞で倒れて休みの無い介護の日々。肉体的にも精神的にも疲れ果てていたため、抗体価も非常に上がって近年で一番強く花粉症の症状が出てしまいました。スギも最大。ブタクサもヒノキも有値になりました。

　要するに、アレルギー症状が出るか出ないかは、抗原（花粉量）よりも元気さの方が優先されるということです。

| 結論 | ・・・ 極論 |

1． 気力・体力が落ちてくると、**誰でもアレルギー症状が起こり得る。**

2． 気力・体力が向上すれば、**誰でもアレルギー症状が消え得る。**

あなたが、気力が、人生を決める

筆者は84項目を調べて71項目でRAST陽性ですが、サバ・そばなどを含むすべての食品を食べています。
陽性のものでも食べなければ、食べるものがないので死んでしまいます。治療は1年で1〜2日だけですよ。

人生はストレスとの闘い！
―― 減塩ではない

精神的なことよりも、
　　物質（塩など）が長寿を決めると
　　　　真っ先に考える医学界が情けない。

　　　　（人間はロボットではないでしょう）

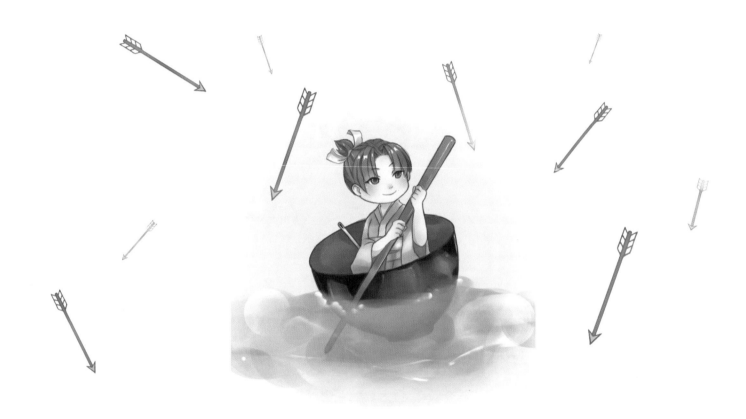

－ 人生はストレスとの闘い －

健康長寿の源は、ストレスを克服した先に希望が見えること。

① 　"姥捨て山" ・ "間引き" でストレスの強かった長野県が、道路が
　　整備されて東京経済圏に近くなり、１人あたりの所得が上昇気流に
　　乗ったことで長寿１位になった。　　　　　　　　（現在は下り坂）

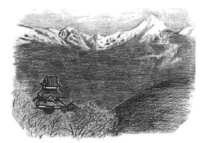

② 　滋賀県も近江商人物語で分かるように、質素な生活だったのが道路と
　　鉄道の整備が進んだことで大阪経済圏に近くなり、１人あたりの
　　所得が上昇気流に乗ってきて長寿１位に上がった。

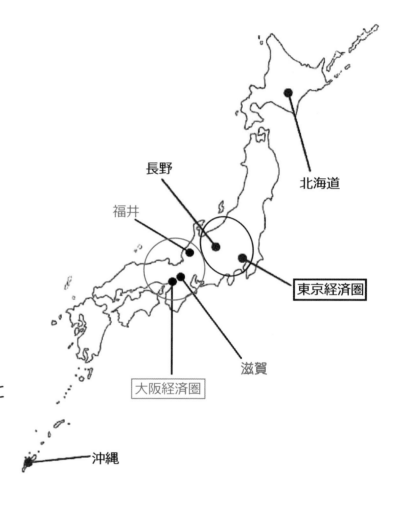

—— 沖縄・北海道は経済圏から離れている ——

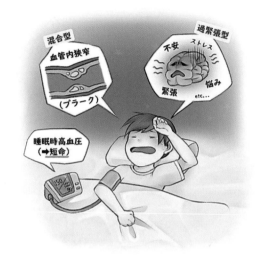

高血圧

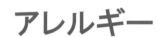

アレルギー

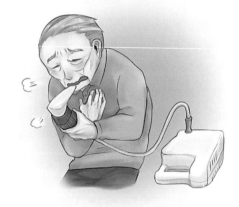

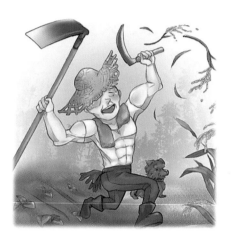

長寿

すべて、ストレスを克服した先に希望が見えること。

健康革命

当院にアレルギー疾患で受診された延べ25万人以上の患者さんのうち、99%は生活習慣が悪い方です。すなわち寝るのが遅い、寝る時間が短い、夕食が遅い、朝食が貧弱です。

女性の生理が28日周期であるのは、月の回転と一致しています。体内時計は太陽と一致しています。すなわち太陽が暗くなったら寝て、明るくなったら活動すると体内時計やホルモンがよく働き一番元気になります。

人間は80年くらい前まで何十万年間、夕陽を見たら『暗くなるから早く食べて寝なきゃ』という遺伝子を培ってきたので、夕陽を見ると食欲が出ます。有名な料理屋さんは提灯ランプにしてあります。その方がお客さんは料理を美味しく感じると経験的に分かっているからです。そして夕陽と共にだんだん暗くして、午後8時くらいに真っ暗にして就寝して脳波をとるとノンレム睡眠になっていて熟睡出来ます。

子供たちも19〜20時頃に寝る子の方が記憶力がよく、最も成績が良くなります。お相撲の白鵬さんはこのことを知ってか、良く寝て修行に励んでおられます。運動も、寝るべき時に寝ていなければ疲れてしまうだけなのです。運動を増やすなら、睡眠も増やしましょう。

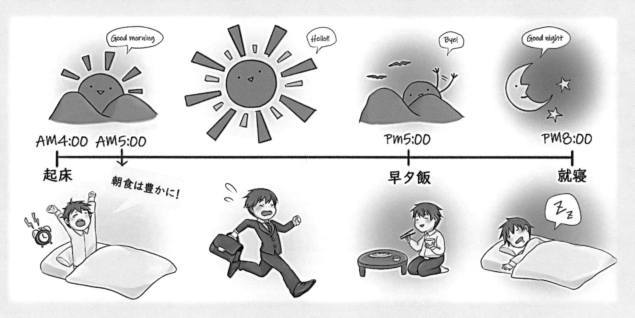

183

ところが、電気・テレビの時代になって夕飯が17時から18時となり、白黒テレビが18時から19時、カラーテレビが19時から20時と夕飯をだんだん遅らせ、睡眠時間も短くしました。

昔の赤ちゃんは一貫目、すなわち3750gが平均でありました。最近は2700gくらいあればよかったと言われます。

親の生活が悪ければ、作物である子どもも小粒です。すなわち弱く貧弱な子どもが多くなります。したがって、発達障害の子どもも増えるでしょう。ここに、アレルギー症状や種々の奇病が起こる起因があるのかもしれません。

もし国をあげて学校も職場も、出勤は9時ではなく7時にして退社は17時ではなく15時。20時からテレビ放映禁止となれば、みんなが健康になって様々な病気は激減し、子どもはいくらでも生まれてくるのかもしれません。

国の借金財政は悪化の一途です。いったい誰が返還するのでしょう。次に続く子どもたちは半分なのにね。

現にアフリカでは電気がないので、子どもはいくらでも生まれています。子ども手当てだけでは解決しません。なんでもお金を使えばよいというものではないでしょう。

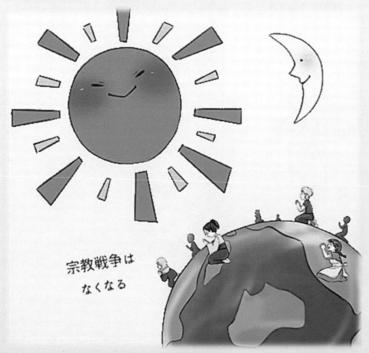

宗教戦争は
なくなる

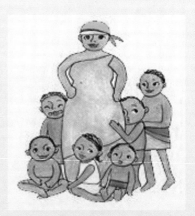

■ 浅輪 喜行 （あさわ よしゆき） プロフィール

1936 年 長野県生まれ　1962 年 信州大学医学部卒業　1963 年 京都大学にて 7 年間心臓疾患手術の麻酔に専従
1969 年 京都桂病院内科勤務（7 年間）　1969 年 京都府長岡京市にてアサワ医院開業（51 年間）
1973 年 京都大学医学博士号取得　テーマ：心拍出量変動の指標としての脈圧・脈数の意義

〈外来血圧日内変動についての主な発表〉

1990 年 05 月 26 日　　　日本医事新報（第 3448 号）「6 ページに渡って」
　　　　　　　　　　　　　分時血圧より見た外来高血圧治療（540 例）

　　　仕事中、活動中を通して一日中分単位で血圧測定報告を行った。投薬する時間帯、薬剤の種類によって QOL がたいへん異なる。ACE 阻害剤が最も優れている。効果不十分な時にごく少量の Ca 拮抗剤を追加使用する。低血圧患者に血圧上昇に合わせて、ACE 阻害剤投与で良好。

1990 年 06 月 27 日　　　Medical Tribune
　　　　　　　　　　　　　降圧治療法・・・私ならこう処方する

　　　夜間血圧が代償性頻脈を起こさないように血圧が下がっていることが重要。ACE 阻害剤が第一。 そして、抗動脈硬化剤としてごく少量の Ca 拮抗剤を加える。世の中は、反射性頻脈といっているが、反射ではなくて血圧の下がりすぎたことに対しての代償性頻脈である。

1991 年 11 月 28 日　　　Medical Tribune
　　　　　　　　　　　　　連続血圧日内変動と降圧治療

　　　夜間血圧が代償性頻脈を起こさないように十分血圧を下げることが重要である。 高齢者は、Ca 拮抗剤は日内変動をみないと危険。

著書　1999 年 11 月 08 日　『10 年後の生死が分かる恐ろしい血圧日内変動』（出版）
　　　2003 年 01 月 27 日　『これからは家庭血圧で正しい治療を』（竹林館）
　　　2011 年 01 月 01 日　『病があるからこそ　人よりも工夫して強くならねばならない』（竹林館）
　　　2015 年 04 月 09 日　『眠前血圧を 4 回測れ！』（竹林館）
　　　2016 年 08 月 01 日　『これ読まずして血圧、長寿、アレルギーを語るなかれ』（竹林館）
　　　2018 年 07 月 20 日　『これぞ画期的な血圧判断』（竹林館）
　　　2019 年 02 月 01 日　『改訂版　病があるからこそ　人よりも工夫して強くならねばならない』（竹林館）

アサワ医院　〒 617-0813　京都府長岡京市井ノ内下印田 13-4　TEL：075-953-1990　　FAX：075-953-7615

医学界　こんなに　間違っている

これぞ、本当の血圧の見方！

2020 年 4 月 25 日　第 1 刷発行

著　者　　浅輪 喜行
編集者　　浅輪 信子／川松 祐子
執筆協力者　見上 真由美／橋本 直美
イラスト　　鈴木 章子／中道 加純

発行人　　左子真由美
発行所　　㈱ 竹林館
　　　　　〒 530-0044 大阪市北区東天満 2-9-4　千代田ビル東館 7 階 FG
　　　　　Tel　06-4801-6111　　Fax　06-4801-6112
　　　　　郵便振替　00980-9-44593　URL http://www.chikurinkan.co.jp
　　　　　印刷・製本　㈱ 太洋社
　　　　　〒 501-0431 岐阜県本巣郡北方町北方 148-1

© Asawa Yoshiyuki　2020 Printed in Japan
ISBN978-4-86000-431-6　C0047